はじめに

出版目的の一つは達成

『ヤマザキパンはなぜカビないか――誰も書かない食品&添加物の秘密』を出版したのは2008年3月のことです。それから現在まで、山崎製パンをめぐっては、多くの出来事がありました。最大の変化は、同社が食品添加物の臭素酸《しゅうそさん》カリウムの使用を止めたことです。

臭素酸カリウムは、小麦粉改良剤の一種ですが、動物実験で発がん性が認められており、国際的にも使用が禁止されています。にもかかわらず、山崎製パンでは、食パンの「芳醇」「超芳醇」「超芳醇　特選」、あるいは「ランチパック」などに使っていたのです。パンを製造する際の焼成《しょうせい》の過程で、臭素酸カリウムが分解して、ほとんど残らないから使っても問題ないというのでした。

そして、厚生労働省もこれを認めていました。

しかし、「ほとんど残らない」といっても、完全にゼロになるわけではありません。それに、焼成が不十分であれば、かなり残ってしまう可能性があります。また、毎日大量の製品が製造されているので、すべてをチェックすることはできません。ということは、私たち消費者は、発がん性物質入りのパンを食べさせられることがあり得るのです。パンは毎日食べるものですから、発がん性物質が入っていた場合、それだけ影響が大きいことになります。

そもそも徹底して安全性を確保すべき食品に、あえて発がん性物質を添加するという企業姿勢が間違っています。これは利益を追求するあまり、消費者の健康をおろそかにしているとしか考えられません。

そこで、『ヤマザキパンはなぜカビないか』を出版し、同社の姿勢を批判しつつ、臭素酸カリウムの危険性を指摘し、使用を中止することを迫ったのです。そして、少し時間はかかりましたが、同社は臭素酸カリウムの使用を止めました。これによって、この本を出版した目的の一つは、達成したことになります。

無節操に使われる食品添加物

ところで、この本は、山崎製パンと臭素酸カリウムのことだけを問題にしたのではありません。市販されている様々な加工食品に使われている食品添加物の危険性についても、述べているのです。

現在、消費者は多くの買い物を、コンビニエンスストアとスーパーマーケットで済ませています。そこには弁当やおにぎり、惣菜などまったく手を加えなくても食べられる食品が山のように並んでいますが、そうした食品を工場で大量に作って店で売るということには、基本的に無理があるのです。

なぜなら、ご飯や具材は腐敗しやすいものであり、それを保管、流通、陳列という長い時間経過後に、人間が口にすれば、どうしても食中毒の危険性をともなうことになります。

それを防ぐために使われているのが、防腐効果のある添加物です。

最近では、「保存料」に対する消費者の嫌悪感が強まり、それを使うのが困難になってきました。そのため、その代わりのものがいろいろ使われています。「酸味料」はその代表的なものです。酸には殺菌作用があるため、保存性を向上させるために使われているのです。こうした添加物がたくさんあるのです。

また、殺菌料がみえないところでいろいろ使われていたり、一部の果物には、カビが生えないように農薬が使われています。また、発がん性のある添加物が堂々と水産物に使われているケースもあります。しかし、こうした事実は消費者にはなかなか知られていないようです。『ヤマザキパンはなぜカビないか』では、こうした食品添加物の知られざる現実を消費者の視点で明らかにしています。

食品は口から入るものであり、幼児から大人まですべての人間の体を育むものであり、まず安全なものでなければなりません。ところが、そうした視点が食品メーカーには欠けています。「売れればいい」、「儲かればいい」という考えばかりが先走り、粗悪な食品が製造・販売されています。

ヤマザキパンに限らず、今の食品は化学物質漬けの状況にあります。こうした食品を食べ続けていたら、私たちの体はいったいどうなってしまうのか、と不安を感じざるを得ません。本書を読んで、その実態を知り、少しでもよい食品の選択に役立てていただければと思います。

なお、本書には添加物に関する実験データが出てきますが、それらはとくに出典がない場合は、『第6版および第7版食品添加物公定書』(廣川書店刊)、谷村顕雄著『食品添加物の実際知識第3版および第4版』(東洋経済新報社刊)、東京都生活文化局消費生活部発行『天然添加物の安全性に関する文献調査』を主に参考にしています。また、本文中の写真は、2007年当時のものです。

新・ヤマザキパンはなぜカビないか
——誰も書かない食品＆添加物の秘密

目　次

第1部

1章

山崎製パンが、発がん性物質を使用したパンの販売を止めた顛末

臭素酸カリウムの使用を止めた経緯とは？

「はじめに」でも述べたように、山崎製パンは、臭素酸カリウムの使用を中止しました。同社が臭素酸カリウムを使用した「国産小麦食パン」と「サンロイヤル　ファインアローマ」を販売し始めたのが、２００４年６月からですから、１０年近くに渡って臭素酸カリウムを使った製品を売り続けたことになります。それらの製品を食べた人がどの程度の影響を受けたのか？　もちろんそれは確かめようがありませんが、影響が少ないことを願うばかりです。

ところで、『ヤマザキパンはなぜカビないか』では、山崎製パンが臭素酸カリウムを使うようになった経緯、臭素酸カリウムの危険性、臭素酸カリウムが食パンに残っている可能性などにつ

いて指摘し、問題点を提示しました。その当時、私が恐れていたのは、山崎製パンだけでなく、敷島製パンやフジパン、第一製パンなどほかのパンメーカーも、臭素酸カリウムを使い始めることでした。そうなると、ほとんどが臭素酸カリウムが添加された食パンになってしまい、消費者はそれが使われていない製品を選択することができなくなります。これでは消費者は安心して食パンを食べることができなくなってしまいます。ですから、こうした状況を何とか阻止しなければならないと考えたのです。そのためには、山崎製パンに臭素酸カリウムの使用を止めさせるしかなかったのです。

『ヤマザキパンはなぜカビないか』が出版されると、その内容は、インターネットなどでも取り上げられ、多くの人が知ることになったようです。そのため、山崎製パンも、本書を無視することができなくなったのでしょう。おそらく同社のお客様相談室にも、臭素酸カリウムについての質問や意見が、消費者から届いたのだと思います。そして、同社はとうとう臭素酸カリウムの使用を止めることになったのです。

これからその経緯について述べますが、『ヤマザキパンはなぜカビないか』では、山崎製パンの製品を問題にしているだけでなく、食品添加物全般の問題点についても指摘しています。全部で13章あって、山崎製パンについて書いているのは1章の「ヤマザキパンはなぜカビないか」です。そこで、本章ではこの内容をそのまま掲載し、その後で、同社が臭素酸カリウムの使用を止めた経緯について、述べたいと思います。

※『ヤマザキパンはなぜカビないか』の1章「ヤマザキパンはなぜカビないか」の文章を原文通り掲載します。

発がん物質が使われている！

山崎製パンの食パンを食べている人は多いと思いますが、袋の表示をよく見て買っている人は意外に少ないのではないでしょうか。一度それをよく見てください。こんなふうに書いてあるはずです。

「本製品は品質改善と風味《ふうみ》の向上のため臭素酸《しゅうそさん》カリウムを使用しております。その使用量並びに残存に関しては厚生労働省の定める基準に合致しており、第三者機関（日本パン技術研究所）による製造所の確認と定期検査を行なっております」

これは、定番の「ヤマザキ食パン」のほか、「国産小麦食パン」、「芳醇」、「超芳醇」、「特選超芳醇」、「サンロイヤル　ファインアローマ」、「サンロイヤル　サンアローマ」など、山崎製パンのほとんどの食パンに表示されているものです。こうした表示は、敷島製パンやフジパン、第一屋製パンなど、ほかのパン会社の製品には一切見当たりません。

この表示を読んで、「なるほど、山崎製パンは品質改善や風味の向上にいろいろ努力していて、検査もきちんと行なっているんだな」と思う人もいるかもしれません。しかし、なぜわざわざこんなことを断っているのでしょうか？「臭素酸カリウム」とはいったい何でしょうか？

実は、この臭素酸カリウムという物質には発がん性があるのです。そして、それをあえて添加しているのは山崎製パンだけなのです。発がん物質であるがゆえに、基準に合致しているか、定期検査を行なわなければならないのです。また、こうした表示も行なわなければならないのです。

なぜ、危険な添加物を使うのか

臭素酸カリウムは、食品添加物として使用が認められている化学物質です。小麦粉改良剤、要するに小麦粉をパンの生産に適した性質に変えるためのものです。しかし、発がん性があるため、「最終食品の完成前に分解または除去すること」という条件がつけられています。つまり、パンに残留してはならないのです。

パンは、小麦粉、水、イースト（パン酵母《こうぼ》）、食塩などを使って作られます。それらをミキサーで混ぜ合わせて、パン生地《きじ》を作ります。小麦粉には、独特のタンパク質が含まれていて、水を加えてこねると、弾力性のあるグルテンができます。

パン生地をそのまま置いておくと、イーストが活動し始めて二酸化炭素ができます。パン生地に含まれるグルテンは伸びる性質があるため、二酸化炭素の膨張によってしだいに生地が膨らんできます。これが発酵《はっこう》です。こうしてできたパン生地を一個ずつのパンの大きさに分けて焼きます。食パンは、焼き型にパン生地を入れて焼き上げます。

工場で大量に生産されるパンには、パン生地を作る際に、「イーストフード」「ビタミンC」「乳化剤」などの食品添加物が加えられます。

イーストフードは、「イーストの栄養となり、発酵を助けるもの」と言われていますが、実は食品添加物の塊なのです。塩化アンモニウムや塩化マグネシウムなど13品目ある合成添加物の中から数種類をピックアップして混ぜたものです。これらのいくつかは、ケーキやクッキーなどを焼く際に「膨張剤」としても使われており、イーストフードも膨張剤と似た働きがあると考えられます。

ビタミンCは、小麦に含まれるグルテンに作用して、パン生地をきめ細かくソフトにする働きがあります。「乳化剤」は、油と水など混じりにくい二種類以上の液体を混じりやすくするもので、パン生地中の油脂類を均一に分散するために使われます。

さらに、山崎製パンの食パンには、臭素酸カリウムがパン生地を作る際に添加されているのです。同社では、2004年6月から「国産小麦食パン」と「サンロイヤル　ファインアローマ」を発売しましたが、臭素酸カリウムは、まずそれらの食パンに使われ始めました。私はこの時山崎製パンを取材して、そうした事実を『週刊金曜日』2004年10月8日号に掲載しました。その際、山崎製パンは、臭素酸カリウムを使う理由について、次のように答えました。

「『国産小麦食パン』につきましては、臭素酸カリウムの顕著な品質改良効果により、これまで困難であった国産小麦100%の食パンをバイタルグルテン等の添加なしにつくることができました。また、『サンロイアル　ファインアローマ』につきましては、発酵状態が格段に改善され、以前には得られなかった豊かな香りと風味のある食感を生み出し、また生地物性の改善により、老化（水分蒸散により固くなること）しにくく、やわらかさが持続する製品になっています」

それで、袋には「品質改善と風味向上のために」と書かれているわけです。こう説明されると、「なーんだ。それなら使ってもいいんじゃない」と思う人もいるかもしれません。しかし、そう簡単にコトはすみません。なにしろ臭素酸カリウムには発がん性があるのですから。なお、その時執筆した記事は『新・買ってはいけない２００６』（金曜日刊）に収載されています。

パン会社との激しいバトル

臭素酸カリウムが、小麦粉改良剤として使用が認められたのは、１９５３年のことです。その後、単独で使われるよりは、イーストフードに混ぜる形で使われていました。

ところが１９７６年、旧・厚生省が、臭素酸カリウムに変異原性《へんいげんせい》があると発表しました。変異原性とは、遺伝子を突然変異させたり、染色体を切断するなどの作用を持つことです。これは正常な細胞に突然変異を起こし、がん細胞に変化させる可能性を示しています。

そこで当時の消費者団体は、厚生省に対して、臭素酸カリウムの使用を禁止するように要求しました。この頃は、学校給食のパンにも臭素酸カリウムが使われていたため、母親たちからも禁止を求める声があがりました。しかし、厚生省はそれを受け入れませんでした。「動物実験で発がん性が確認されたのならともかく、変異原性だけでは使用禁止はできない」というのが、その理由でした。

それでも消費者団体と母親たちの反対の勢いはいっこうに収まりませんでした。そのため1980年11月、大手パンメーカーの団体である「日本パン工業会」は臭素酸カリウムの使用を止めることを決定し、加盟する27社がそれに従ったのです。さらに中小のパンメーカーも使用を止めていったのです。

その後、動物実験が行なわれ、臭素酸カリウムに発がん性のあることが確認され、WHO（世界保健機関）のIARC（国際がん研究機関）は、臭素酸カリウムをグループ2B（ヒトに対して発がん性を示す可能性がかなり高い）の発がん物質に指定しました。消費者団体や母親たちの主張は正しかったのです。

しかしこの当時、厚生省は、なぜか臭素酸カリウムの使用を全面的に禁止しませんでした。「最終食品の完成前に分解または除去すること」という条件付きで、小麦粉処理剤としてパンに限って引き続き使用を認めたのです。この頃は、発がん性が見つかれば使用禁止が原則でしたから、この判断はおかしなものです。使用の可能性をどうしても残しておきたいというパンメーカーの意向があったのかもしれません。

その後も一部のパンメーカーでは臭素酸カリウムが使われていたようです。しかし、1992年にFAO（国連食糧農業機関）とWHO（世界保健機関）の合同食品添加物専門家会議（JECFA）が、「臭素酸カリウムを小麦粉改良剤として使用するのは不適当」という結論を出したため、厚生省はパン業界に使用の自粛《じしゅく》を要請しました。それを受けて、業界では臭素酸カリウムの使用を自粛することになったのです。

あきらめなかった山崎製パン

臭素酸カリウムを使うのが困難になってからは、それに代わって前に記したビタミンＣが使われるようになりました。現在市販されているパンには、たいてい「ビタミンＣ」という表示があるのはそのためです。

しかし、臭素酸カリウムの使用をあきらめなかったパンメーカーがありました。それこそが、山崎製パンなのです。同社には、「パンに臭素酸カリウムを使っても、残らなければいいだろう」という考え方があったようです。そこで、残っていないことを確かめる検査法の研究を続けていました。その技術は厚生省に提供されたりもしていました。

厚生省でも独自に分析法を研究し、その技術が確立されました。それは、焼きあがったパンに残存している臭素酸カリウムが「０・５ｐｐｂ以下」であることを確認する技術でした。

ｐｐｂとは何でしょうか？　高度経済成長期に公害が問題になったときに、新聞などで「ｐｐｍ」という言葉がよく使われました。海水中の有機水銀の濃度が何ｐｐｍとか、湖沼の水に含まれる合成洗剤が何ｐｐｍとか、こんな言い方がされていました。ｐｐｍとは、１００万分の１を表す濃度の単位です。

仮に縦、横、高さがそれぞれ1メートルのお風呂があったとします。そこに1gの角砂糖を入れて、水を入れていっぱいにしたとします。この時、溶けた砂糖の濃度が1ppmです。けっこう薄い濃度ということになりますが、化学物質の場合、ppmレベルでも毒性が現われるものが少なくないのです。

ppbは、ppmのさらに1000分の1の濃度です。そして0・5ppbは、1ppbのさらに半分です。かなりの低濃度です。厚生労働省では、臭素酸カリウムの残存量が0・5ppb以下であれば、「臭素酸カリウムが除去できた」と判断し、2003年3月、それを確認する技術方法を、「食品中の臭素酸カリウム分析法について」と題して各都道府県に通知しました。これによって、厚生労働省が示した分析法によって残存量が0・5ppb以下であることが確認できれば、臭素酸カリウムが使えるようになったのです。

なぜこんなに使いたがるのか

山崎製パンでは、この確認のための分析技術を持っていました。そこで、まず「国産小麦食パン」と「サンロイヤル　ファインアローマ」に臭素酸カリウムを使い始めたのです。その後、その使用は広がり、「ヤマザキ食パン」「サンロイヤル　サンアローマ」「芳醇」「超芳醇」「特選超芳醇」などほとんどの食パンに使われるようになったのです。さらにサンドイッチやランチパック用の角型食パンにも使われています。

なぜ、これほどまでに山崎製パンは臭素酸カリウムを使いたがるのでしょうか？　それは、臭素酸カリウムが小麦に含まれるタンパク質に作用することで、弾力性のある「グルテン膜」が作られ、パン生地の伸びの強さや引っ張る力に対する抵抗力が増すからだといいます。こうしたグルテン膜はデンプン粒を取り込んで、水分を長く保持し、柔らかさを保ち、さらに二酸化炭素や空気を外に逃がさなくするため、パン生地が膨張して、ボリュームが増えるといいます。つまり、柔らかくて、ふかふかした、ボリューム感のあるパンを作れるというわけです。

これは、パンメーカーにとっては大きな魅力かもしれません。とくに柔らかくて、ふわふわしたパンを作り続けている山崎製パンにとっては、のどから手が出るほど使いたかったのでしょう。プラスに解釈すれば、パン技術のあくなき探求ということになるのでしょうが、しかし、消費者はそれほど柔らかくて、ふわふわしたパンを望んでいるのでしょうか？　私などは、むしろしっかり歯ごたえがあって、味のあるパンが好きです。日本には、こうしたパンが少なすぎるように思います。パンメーカーが、勝手に日本の消費者は柔らかくてふわふわしたパンが好きと思い込んで、そうしたパンを作り続けているだけなのではないでしょうか。

臭素酸カリウムの毒性

山崎製パンにとっては魅力的な臭素酸カリウムですが、消費者にとっては、できる限り避けたい化学物質です。なぜならいくつもの毒性があるからです。まず、血液中の赤血球を壊すという毒性があります。そのため人間が臭素酸カリウムを10～15g飲み込んだ場合、危険な状態になります。赤血球が破壊されて、脾臓《ひぞう》が腫れ上がり、腎臓の尿細管が詰まり、尿がでなくなることもあります。ウサギに対する致死量は、体重1kg当たり0・25～0・58gで、体重が10kgの子どもの場合、単純に計算すると、2・5～5・8gとなります。

また、前述のように臭素酸カリウムには発がん性があります。ラット（実験用白ネズミ）に対して、臭素酸カリウムの濃度が250ppm、500ppmの飲料水を110週間飲ませた実験では、腎臓の細胞に腫瘍が、さらに腹膜中皮腫というがんが高い割合で発生しました。さらに、臭素酸カリウムには、がんの生成を促進する作用も確認されています。

いまや日本人の3人に1人ががんで死亡するという状況になっています。その一因は、有害な化学物質であると考えられます。とくに発がん性のある化学物質が大きく関係していることは間違いないでしょう。したがって、そうした化学物質を生活や環境の場からできるだけ減らしていく必要があります。臭素酸カリウムを食品添加物として使うということは、それに逆行する行為なのです。

山崎製パンの「罪」

山崎製パンは、自社のパンを大量に、しかも柔らかくてふかふかしたものとして生産するためには、臭素酸カリウムが必要なのでしょう。しかし、それをパンに使うことは基本的に間違っています。

まず、企業倫理の問題です。臭素酸カリウムは、動物実験で発がん性のあることが分かった化学物質です。本来こうした化学物質は、食品添加物としての使用が禁止されるものであり、食品に使ってはならないものなのです。

例えば、合成甘味料《ごうせいかんみりょう》の「チクロ」は、かつては粉末ジュースなどに使われていましたが、1969年にアメリカで発がん性の疑いがあることが分かり、使用が禁止されました。同じ年に、日本でも厚生省がその使用を禁止しました。また、魚肉ソーセージや豆腐などに殺菌料として使われていた「AF―2」にも発がん性のあることが分かり、1974年に使用が禁止されました。

こうした経緯から見ると、当然、臭素酸カリウムも使用が禁止されるべきものなのです。むしろチクロやAF―2よりも発がん性がはっきり示され、そのデータもしっかりしているので、こちらのほうが積極的に禁止されるべきものなのです。

加えて臭素酸カリウムについては、前述のようにFAOとWHOの合同食品添加物専門家会議（JECFA）が、「使用は不適当」という結論をだしているのです。この会議の結論は、いわば添加物の国際ルールであり、通常各国はこれにしたがうことになっています。たとえ、日本の厚生労働省が使用を認めたとしても、良心的な企業であれば、臭素酸カリウムを使うことはとてもできないはずです。

本来、食品は食品原料から作られるべきものであって、しかしそれだけでは大量に製造したり、保存が難しいとして、いわば例外的に食品添加物の使用が認められているのです。その際の絶対条件として、安全性の高いものでなければなりません。臭素酸カリウムには様々な毒性があり、その条件に合いません。

山崎製パンでは、「パンに残らなければいい」という考え方のようですが、すべての製品について、本当に残っていないと断言できるのでしょうか？　もし残ってしまった場合、消費者は被害をこうむることになるでしょう。そうなった時、山崎製パンはどのような責任をとるつもりなのでしょうか。

さらに、情報が十分に公開されていないという問題もあります。食パンの袋には、「本製品は品質改善と風味の向上のため臭素酸カリウムを使用しております……」という冒頭で示した表示がなされていますが、消費者がこれを読んで、臭素酸カリウムがどんなものか分かるでしょうか？　消費者にきちんと情報公開するというのであれば、臭素酸カリウムが動物実験で発がん性が確認されたことも示さなければならないでしょう。

自分たちにとって都合のよい情報は表示し、都合の悪い情報は表示しないことによって、結果的に消費者を欺《あざむ》いていることにならないでしょうか。

「なぜ、ヤマザキのパンはカビないの？」

ところで、私は各地で食品添加物の講演を行なっていますが、これまで参加者から何度も、

「ヤマザキのパンは、なぜカビないのですか?」「2週間もカビないのはおかしい」などといった質問や意見を聞いたことがあります。

私は、パルシステム千葉という生協からよくバターロールを買いますが、これは無添加ということもあって、夏場では3～4日でカビが生えてしまいます。パンが、「2週間もカビない」というのは尋常《じんじょう》ではありません。本当にそんなことがあるのでしょうか? そこで、その真偽を確かめるべく、独自に実験を行ないました。

まず、近所のスーパーから、山崎製パンの最も代表的で人気のある食パン「ダブルソフト」、および定番の「ヤマザキ食パン」、それから山崎製パン以外では最も代表的なパスコ（敷島製パン）の「超熟」を購入しました。購入日は、2007年10月30日です。

消費期限は、3製品とも11月2日。「ダブルソフト」は3枚切り、「ヤマザキ食パン」は8枚切り、「超熟」は6枚切りです。「ダブルソフト」は1枚が厚めなので3枚切りにしました。「ヤマザキ食パン」は本当は6枚切りにしたかったのですが、消費期限が「超熟」と同じものが8枚切りしかなかったので、それにしました。もっともカビの生えやすさに枚数は関係ないでしょう。

次に、購入した3製品を開封し、「ダブルソフト」は1枚、「ヤマザキ食パン」は3枚、「超熟」は2枚を、ほかのパンに指が触れないように丁寧《ていねい》に抜き取りました。日常ではパンを何枚か使うので、それと同じような条件にしたのです。

それから、3製品とも開封したまま、部屋に3時間放置しました。ふつう食パンを使う際は、

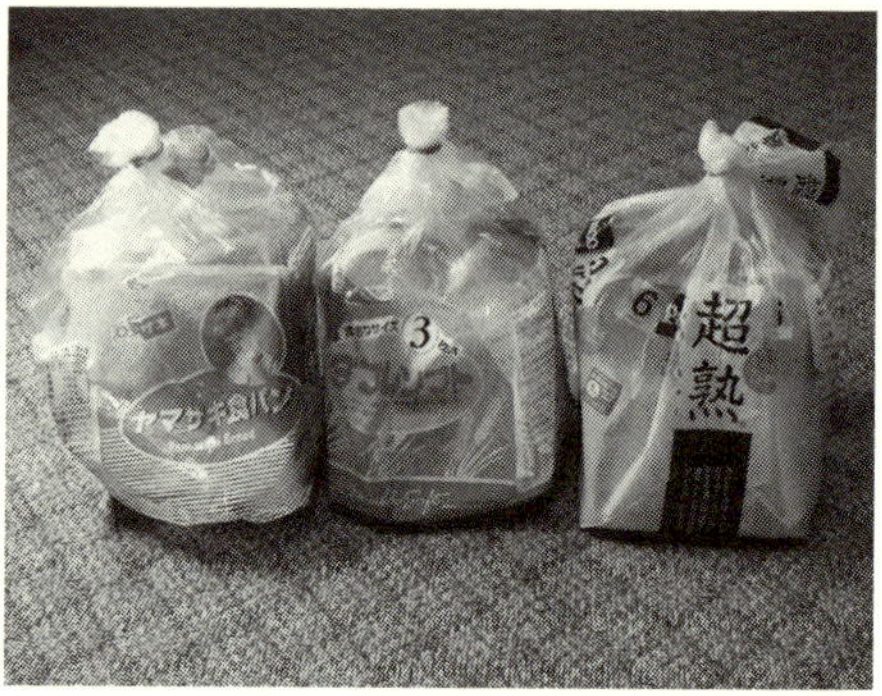

写真1

最初に数枚取り出し、封をして、また次の日に数枚取り出してということを繰り返すのが一般的だと思います。ただそうしますと手に付いた細菌やカビなどがパンに付着する可能性がありますので、1回開封して、3時間放置するという方法を取りました。3時間は長いので、実際の使用よりも過酷な条件といえるかもしれません。

そして、3時間後に3製品を輪ゴムで封じました。それから写真1のように3製品を部屋の同じところに固めて置いて、観察することにしました。3製品の条件はまったく同じです。

ヤマザキの食パンは本当にカビにくい

それからというもの、毎日3製品を観察しました。3製品とも、消費期限の11月2日を過ぎても、カビは生えませんでした。

11月4日、午後1時に3製品の輪ゴムを外して開封しました。日常ではパンの袋は何回も開封されるので、その条件に近づけようとしたのです。パンは取り出さずに、開封したまま3製品を部屋の同じ場所にまとめて放置し、3時間後の午後4時に再び輪ゴムで封じました。そして、また観察を続けることにしました。

11月6日、午前1時（夜中）。「超熟」に小さな青カビが生えているのを発見しました。パンの中央より少し右の当たりでした。直径が0・5㎜ほどなので、写真に撮っても写らないだろうと思い、袋から出さずにそのままにしておきました。一方、「ダブルソフト」と「ヤマザキ食パン」は、カビの発生は見られませんでした。

11月8日、午前0時30分（夜中）。「超熟」の青カビは大きくなり、数も増えていました。袋から抜き出して、写真を撮りました（写真2）。中央少し上の黒い点が、一番大きなカビです。カビを数えると、小さいものも含めて約18個ありました。「ダブルソフト」と「ヤマザキ食パン」も1枚ずつ抜き出して、写真を撮りました（写真3と4）。カビはまったく見当たりませんでした。

つまり「超熟」にカビが見つかってから2日経ってもカビが生えなかったのです。結局、購入してから10日目、消費期限から6日過ぎてもカビが生えませんでした。山崎製パンの食パンがカビにくいのは間違いなかったのです。

カビない「ヤマザキ食パン」

もちろん山崎製パンの食パンにしても、永久にカビないわけではありません。実験で、「ダブルソフト」の場合、11月8日、午後3時45分に観察したとき、頭の部分の縁に青カビが生えていました。ただし、パンの表面にはカビは生えていませんでした。一方、「ヤマザキ食パン」の方

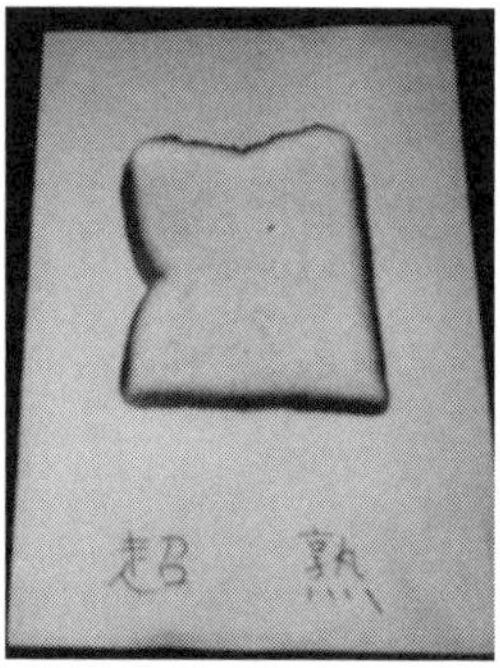

写真2

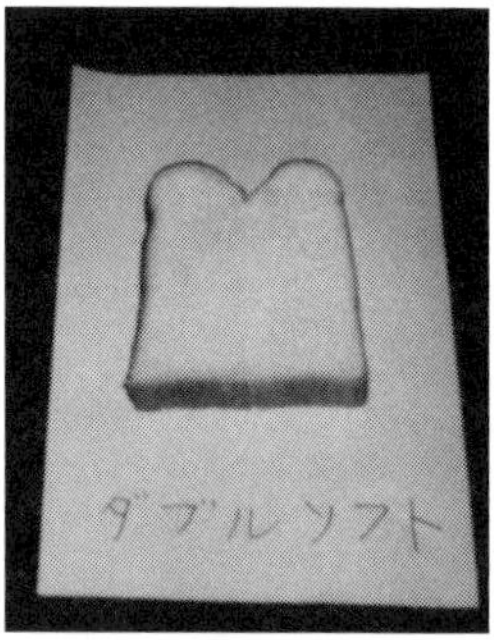

写真3

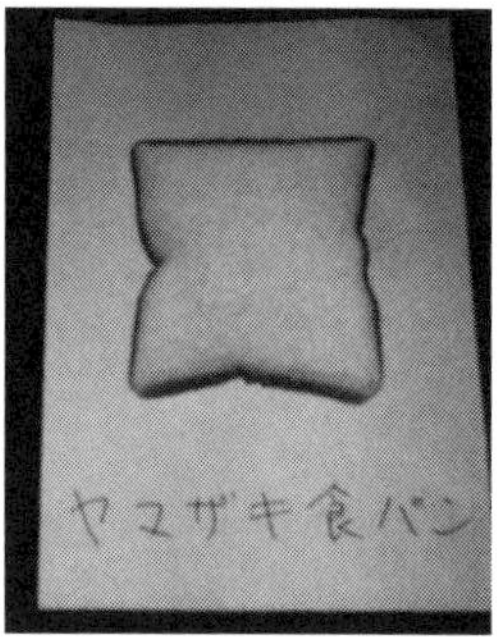

写真4

は、カビは観察されませんでした。

11月10日、午前2時。「ダブルソフト」にできた青カビは大きくなり、直径が5㎜ほどに成長しました。そして、頭の縁にもう一つ、直径1㎜ほどの青カビができ、表面にも細かいカビが発生しました。

ところが、「ヤマザキ食パン」のほうは、一向にカビは生えませんでした。虫眼鏡で念入りに観察しましたが、カビを見つけることはできませんでした。同日の午後12時20分にも、「ヤマザキ食パン」を虫眼鏡で念入りに観察しましたが、カビを発見することはできませんでした。

「超熟」にカビが見つかってから4日が経っています。それでもカビが生えないのです。購入した日からすでに12日目、消費期限からは8日が経っています。それでもカビが生えないのです。定番の「ヤマザキ食パン」がこういう結果なのですから、「ヤマザキパンはカビない」と言っても差し支えないでしょう。

その後、「超熟」の青カビがどんどん大きくなり、数も増えていきました。写真5は、11月12日の午前2時に撮影したものです。青カビが大きく成長していることが分かります。それから写真では見えにくいのですが、細かいカビが全面的に生えていて、黒い染みのように広がっていました。

一方、写真6は、同時刻に撮影した「ヤマザキ食パン」です。カビはまったく見当たりません。「超熟」との違いは歴然としています。ただし、肉眼では分かりませんでしたが、虫眼鏡を使って注意深くパンの表面を観察すると、細かい青カビが中央部にたてに生えていることが分かりました。当然ながら写真には写っていません。

11月12日、午後1時20分にも「ヤマザキ食パン」を観察しましたが、肉眼では、まだカビは分かりませんでした。すでに購入してから2週間が過ぎていました。ふつう消費者が虫眼鏡でパン

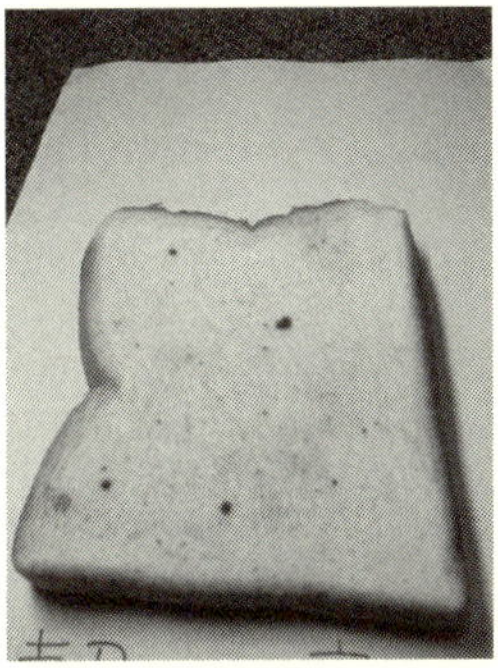

写真5

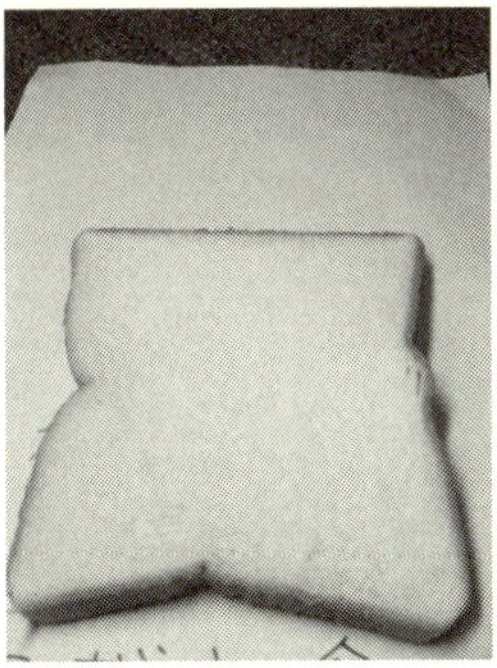

写真6

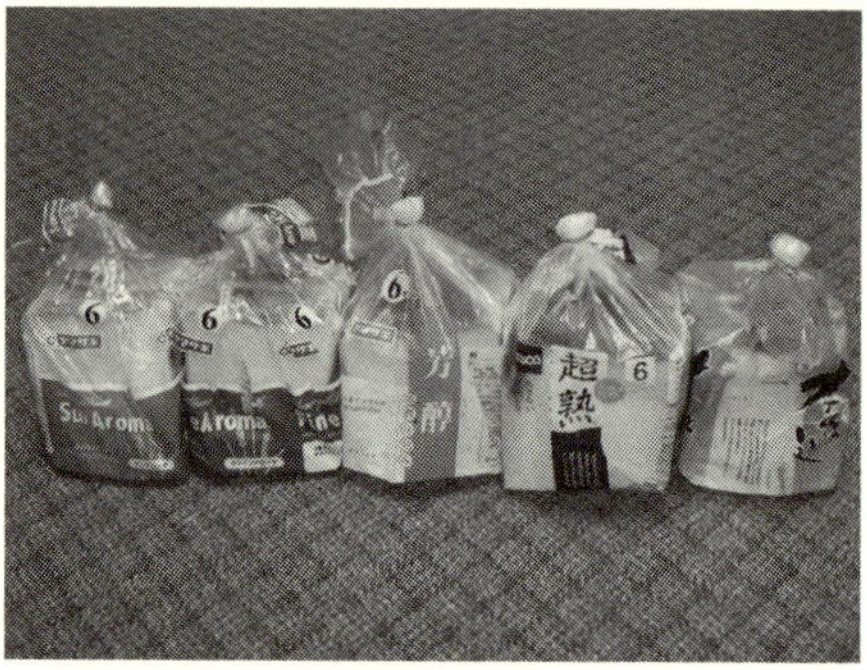

写真7

を観察することはないでしょうから、細かいカビが生えていても分からないでしょう。講演の参加者が「2週間もカビが生えない」と言っていたのは本当だったのです。

再びヤマザキの食パンは本当にカビにくい

山崎製パンでは、「ダブルソフト」や「ヤマザキ食パン」以外にも数種類の食パンを製造・販売しています。そこで次に、同社の「芳醇」、「サンロイヤル　ファインアローマ（以下、ファインアローマ）」、「サンロイヤル　サンアローマ（以下、サンアローマ）」、そして前と同じくパスコの「超熟」、さらに山崎製パン以外では「超熟」と並ぶ代表的な食パンのフジパン「本仕込み」を近くのスーパーとコンビニで購入し、前と同様な実験を行ないました。購入日は11月6日で、消費期限は5製品とも11月10日です。

「芳醇」、「ファインアローマ」、「サンアローマ」、「超熟」はいずれも6枚切り、「本仕込み」は8枚切りです。5製品を開封して、「芳醇」、「ファインアローマ」、「サンアローマ」、「超熟」はそれぞれ二枚ずつを、残りのパンに指が触れないように慎重に取り出しました。「本仕込み」からは三枚を同様に慎重に取り出しました。そして、5製品を開封したまま部屋に3時間放置した後、それぞれを輪ゴムで封じました（写真7）。

それからというもの毎日5製品を観察しました。5製品とも、消費期限の11月10日を過ぎてもカビは生えませんでした。

11月11日、午後10時55分。前の実験と同じように5製品を開封して、そのまま4時間部屋に放置しました。前の時より1時間長くしたのは、気温が前より低くなっていたからです。そしてまた輪ゴムで封じて、観察を続けました。

11月13日、午前1時30分。「超熟」を虫眼鏡で見ると、小さなカビが数個あることを発見しました。肉眼では、確認できないほどの小さなカビです。写真も撮りましたが、残念ながらカビは写っていませんでした。

「本仕込」の場合、肉眼で中央部下に生えている青カビを発見しました。その他にも数個カビ

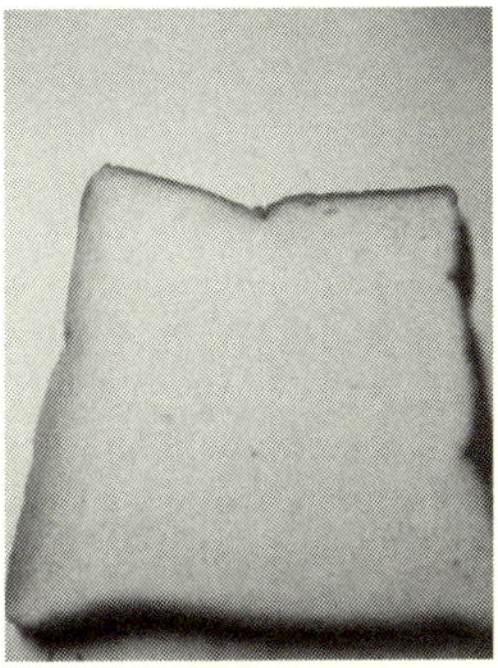
写真8

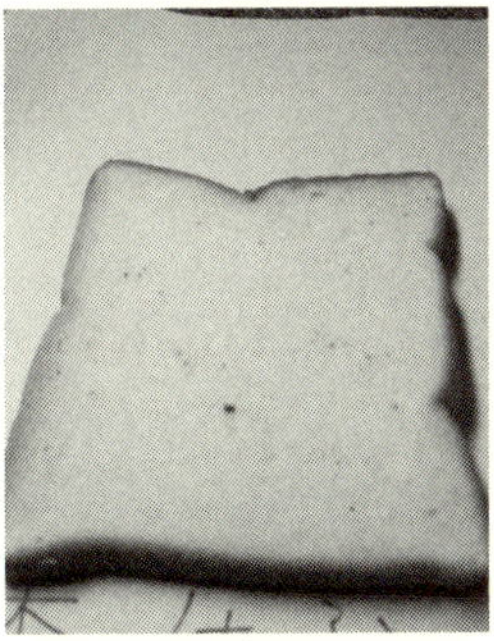
写真9

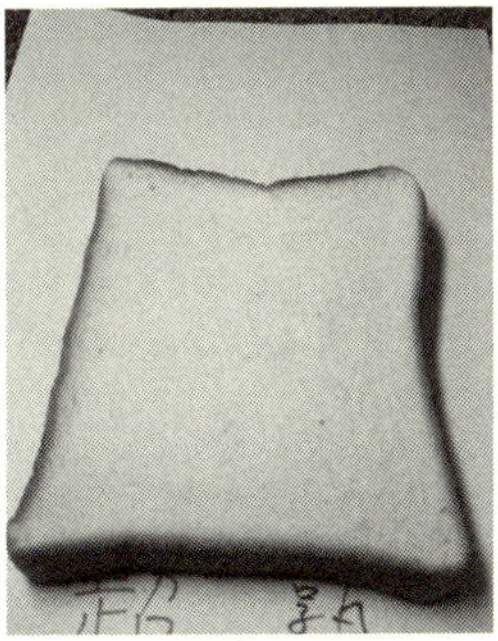
写真10

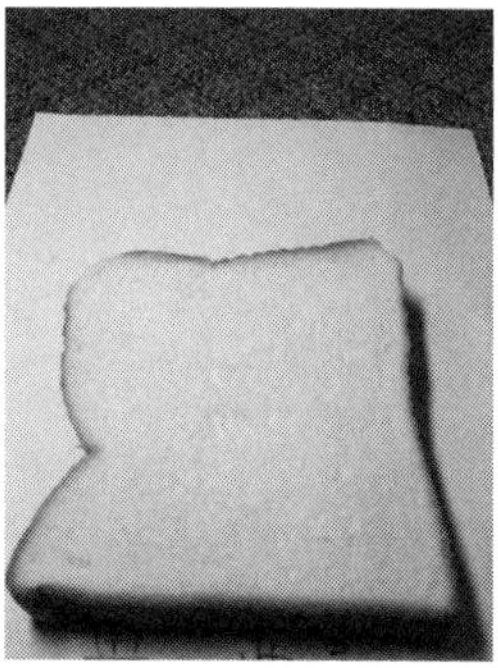
写真11

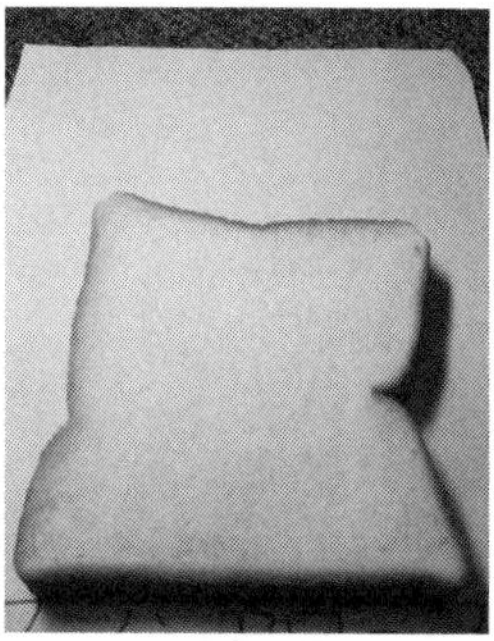
写真12

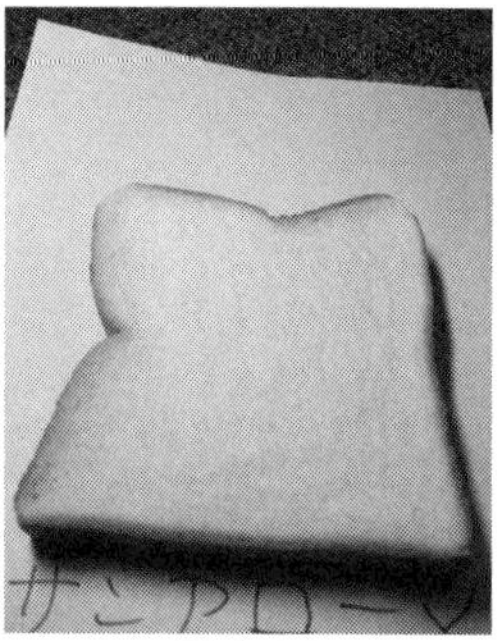
写真13

が生えていることが分かりました。写真8が、それです。中央部下に小さなカビがあるのが分かると思います。

「芳醇」、「ファインアローマ」、「サンアローマ」は、肉眼ではカビを発見できませんでした。さらに虫眼鏡で見ても、3製品ともカビは発見できませんでした。

11月15日、午前1時。「本仕込」の青カビは大きくなり、数も増えました。それが、写真9です。ずいぶんカビが大きくなっているのが分かると思います。また、緑色をしたカビが二個できていました。はっきりとした大きなカビを数えると、33個ありました。

写真10は、「超熟」を写したものです。青カビが大きくなり、数も増えています。小さいカビがいくつかあるのがわかると思います。肉眼ではっきり見えるカビは、16個ありました。

写真11は、「芳醇」です。肉眼ではカビは見当たらず、虫眼鏡で念入りに観察しましたが、カ

ビは発見できませんでした。写真12は「ファインアローマ」、写真13は「サンアローマ」です。どちらも肉眼でカビは見えず、虫眼鏡で念入りに観察してもカビは発見できませんでした。なお、「ファインアローマ」の右上端に黒い点が写っていますが、これは単なる窪みです。

「本仕込」と「超熟」の場合、カビが大きく成長し、パンの表面全体に生えているのに対して、「芳醇」、「ファインアローマ」「サンアローマ」は、虫眼鏡で丹念に観察しても、カビは発見できなかったのです。購入してから10日が経ち、消費期限から5日が過ぎていました。山崎製パンの食パンは、ほかの会社の食パンに比べてカビにくいことが、再び証明されたのでした。

カビない「サンアローマ」

「芳醇」、「ファインアローマ」、「サンアローマ」にしても、いつまでもカビが生えないわけ

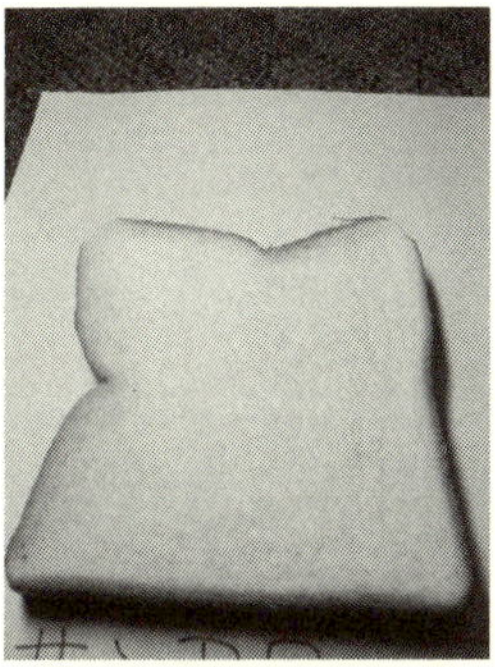
写真14

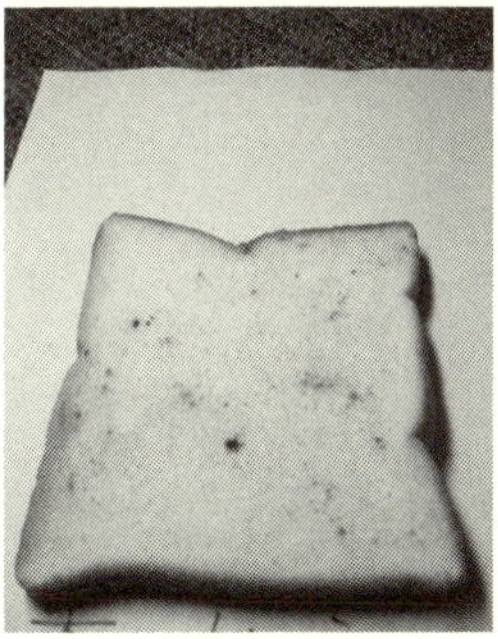
写真15

ではありません。11月16日、午前1時に肉眼と虫眼鏡で、念入りに観察したところ、「芳醇」は、肉眼では分かりませんでしたが、虫眼鏡で見ると、小さな黒っぽいカビを一個見つけました。「ファインアローマ」は、肉眼で黒っぽいカビを二個見つけました。一方、「サンアローマ」は、肉眼でカビは見当たらず、虫眼鏡で念入りに観察しても、カビを発見することはできませんでした。

11月17日、午前1時。「サンアローマ」を虫眼鏡で念入りに観察しましたが、カビを発見することはできませんでした。この時に撮った「サンアローマ」が、写真14です。一方、写真15は「本仕込」です。「本仕込」の青カビは大きく成長し、全面にカビが生えているのに対して、「サンアローマ」は、最初と変わらずきれいな状態です。あまりの差に愕然《がくぜん》とさせられます。

「本仕込」と「超熟」にカビが見つかってから4日が過ぎ、購入してから12日目、消費期限から7日後です。それでもカビが生えないのです。今回の結果からも、「ヤマザキパンはカビない」と言って差し支えないでしょう。

11月18日、午前1時20分。ついに「サンアローマ」にカビがあるのを発見しました。表面の左上端に虫眼鏡でしか見えない小さな黒っぽいカビが二つありました。写真を撮りましたが、写真でカビを確認するのは困難でした。

すでに購入した日から13日目で、消費期限から8日が経っています。おそらく一般の消費者が、このような小さなカビに気付くことはないでしょう。この実験からも「2週間もカビが生えない」という声はウソではなかったことが分かったのです。

なお、ここで紹介した二つの実験は、嘘・偽りのない事実です。もし、山崎製パンが求めるのであれば、内容をさらに詳しく説明し、また実験の記録や写真もすべてお見せしたいと思います。

なぜ、ヤマザキの食パンはカビにくいのか？

これらの二つの実験で、山崎製パンの食パンが、ほかのパンメーカーの食パンに比べてカビにくいことが明らかになりました。では、なぜそうなのでしょうか？

まず、最初の実験から考えてみたいと思います。この実験では、「ヤマザキ食パン」と「ダブルソフト」が、「超熟」に比べてカビにくいことが分かりました。とくに「ヤマザキ食パン」は購入してから2週間近くカビないことが分かりました。その一因として食品添加物が考えられます。

「超熟」の原材料は、「小麦粉、砂糖、マーガリン、パン酵母、食塩、バター、米粉」です。食品添加物は見当たりません。「余計なものは入れない」というテレビCM通り、無添加なわけです。

一方、「ヤマザキ食パン」は、「小麦粉、糖類、マーガリン、パン酵母、食塩、発酵種、脱脂粉乳、乳化剤、イーストフード、V．C」となっています。「乳化剤」、「イーストフード」、「V．C（ビタミンC）」が添加物です。

「ダブルソフト」は、「小麦粉、砂糖混合ぶどう糖果糖液糖、ショートニング、牛乳、脱脂粉乳、パン酵母、バター、卵、食塩、植物油脂、乳化剤、イーストフード、V．C、香料」です。「乳化剤」、「イーストフード」、「V．C」、「香料」が添加物です。

「ヤマザキ食パン」と「ダブルソフト」に使われている「イーストフード」は、前にも書いたようにパンを大量に生産する際に使われる添加物です。塩化アンモニウム、炭酸アンモニウム、炭酸カリウムなど13品目の添加物から、4～5品目をピックアップし、さらデンプン、麦芽《ばくが》、麹《こうじ》、酵素などを加えたものがイーストフードです。添加物の割合は3割程度です。

これをパン酵母（イースト）を培養する際に加えて、それをパン生地を作る際に混ぜるわけです。炭酸アンモニウムや炭酸カリウムなどは、「膨張剤」としても使われている添加物で、結局これらによってパンを膨張させる作用もあるわけです。

イーストフードをたくさん使うと言うことは、それだけ多くの添加物、すなわち化学物質を使うと言うことです。カビはこれらの化学物質を栄養源にはできませんから、イーストフードの割合が多くなればなるほど、カビが生えにくくなると考えられます。

乳化剤の影響は？

「ヤマザキ食パン」と「ダブルソフト」に使われている「乳化剤」は、水と油など混じりにくい二種類以上の液体を混じりやすくするものです。原材料に、マーガリンやショートニング、バター、植物油脂が使われているので、それと水が混じりやすくしているのです。

表1は、乳化剤として使われている添加物です。全部で6品目あります。上の5品目は、食品原料に近いもので、安全性も高いものです。しかし、最後のプロピレングリコール脂肪酸エステルは、自然界にはまったく存在しない化学物質です。

乳化剤の場合、どれをいくつ使っても「乳化剤」と表示すればよいことになっています。これを「一括名表示」といいます。また、ステアロイル乳酸カルシウム以外は添加量が規制されていないので、多量に添加することが可能です。

表1　乳化剤（合成）
グリセリン脂肪酸エステル
ショ糖脂肪酸エステル
ステアリン酸カルシウム
ステアロイル乳酸カルシウム
ソルビタン脂肪酸エステル
プロピレングリコール脂肪酸エステル

一括名表示なので、どの乳化剤が使われているのか分からないのですが、仮にプロピレングリコール脂肪酸エステルがたくさん使われていた場合、これはカビの栄養源にはなりにくいので、カビは生えにくくなると考えられます。

さらに「ヤマザキ食パン」と「ダブルソフト」には、「V．C」すなわちビタミンCも添加されています。前にも書いたように、臭素酸カリウムが使用できなくなった際に、その代わりとして使われたもので、今でもそれが継続して使われているのでしょう。

ビタミンCは、アスコルビン酸ともいいます。つまり、酸の一種なのです。酢酸《さくさん》でも分かるように、酸には一般的に細菌やカビの増殖を抑える力があります。したがって、V．Cの力によって、カビが生えにくくなっていることも考えられます。

つまり、イーストフード、乳化剤、ビタミンCという化学物質が添加されたことで、カビが生えにくくなっているという可能性が考えられるのです。

「本仕込」にもイーストフードが

ところが、二番目の実験に使われたフジパンの「本仕込」にも、イーストフードも乳化剤もビタミンCも添加されています。原材料は、「小麦粉、砂糖、脱脂粉乳、パン酵母、発酵バター(北海道産100%)、植物油脂、食塩、乳化剤、酢酸Na、イーストフード、V.C」。にもかかわらず、「本仕込」は早くカビが生えてしまいました。

二番目の実験で最もカビにくかった「サンロイヤル サンアローマ」の原材料は「小麦粉、砂糖混合ぶどう糖果糖液糖、マーガリン、パン酵母、食塩、脱脂粉乳、乳化剤、イーストフード、V.C」です。「本仕込」の場合、発酵バターと添加物の酢酸Na(ナトリウム)が使われているのに対して、「サンアローマ」ではマーガリンが使われ、酢酸Naは使われていません。ほかの原材料はほぼ同じです。

酢酸Naは、酢酸(お酢の成分)にNa(ナトリウム)を結合させたものです。これはお酢と同様に腐敗を防ぐ働きがありますので、保存性を高める目的で添加しているのでしょう。

もちろん原材料が似ていても、それぞれの添加物の量は違うと思いますし、水分の含有量も違うと思いますので、そういうことが、カビが生えやすい、生えにくいことに関係しているのかも

表２　臭素酸カリウムを添付した食パン中の臭素酸残存量

	臭素酸カリウムの添加濃度（対粉ppm）	残存臭素酸量（ppb）
角型食パン	13 15 30	ND[a] ND[a] 0.9
山型食パン	9 13 30	7.1 13.3 48.0

[a] 検出限界＜0.5ppb

しれません。

さらにもう一つ気になるのが、問題の臭素酸カリウムが関係していないのか、ということです。「超熟」や「本仕込」には、もちろんそれは使われていません。そして、比較的カビが早く生えた「ダブルソフト」にも、臭素酸カリウムは使われていません。一方、カビが特に生えにくかった「ヤマザキ食パン」と「サンアローマ」、そして「ファインアローマ」や「芳醇」には、臭素酸カリウムは使われています。

臭素酸カリウムは、細菌の遺伝子に傷をつけて突然変異を起こしたり、染色体を切断する作用があり、これは結果的に細菌を殺すことにつながります。したがって、仮に臭素酸カリウムが残留していた場合、細菌やカビは生えにくくなると考えられます。

臭素酸カリウムは残っていないのか？

山崎製パンでは、パンに臭素酸カリウムが残留していないかという問いに対して、「現在の最先端の分析技術により０・５ｐｐｂの検出限界で検出されないことを確認しております」と回答してきました。

同社ではこれまでパンに臭素酸カリウムが残留しないか、いろいろテストを行っています。その内容は、「食パン中の残存臭素酸量に及ぼす製パン条件および還元剤の影響」（『日本食品科学工業会誌』第51巻第5号に掲載）という論文にまとめられています。

それによると、四角い「角型食パン」では臭素酸カリウムは残留しないが、上部が丸い「山型食パン」では残留することが示されています。臭素酸カリウムは、「ダブルソフト」や「新食感宣言（山型）」には使われていません。それらは山型なので臭素酸カリウムが残留してしまうため使えないのです。

表2は、食パンにどの程度臭素酸カリウムが残るかを調べたテスト結果です。「ＮＤ」とは、検出限界値以下、すなわち０・５ｐｐｂ以下ということです。角型食パンの場合、添加した臭素酸カリウムの濃度が、小麦粉の量に対して13ｐｐｍと15ｐｐｍの場合、検出限界値以下ですが、30ｐｐｍでは０・９ｐｐｂ残存しています。なお、臭素酸カリウムの残存は、「臭素酸」が残存してるかどうかで調べることになっています。

一方、山型食パンの場合、臭素酸カリウムの濃度が９ｐｐｍ、13ｐｐｍ、30ｐｐｍいずれでも検出限界値を大きく超えて、残留しています。つまり、パンの形や添加する量によっては、臭素酸カリウムが残留することがあるということです。それだけ残留するか、しないかは微妙な問題だということです。

表３　山型食パンにおける製造工程の焼成条件の違いによる臭素酸残存量

焼成蓋の有無	焼成温度（℃）	焼成時間（分）	臭素酸残存量（ppb）
無	210	16	56.2
無	210	22	9.7
無	210	26	7.4
無	210	33	2.8
無	170	30	14.0
有	170	30	ND[a]

[a]検出限界＜0.5ppb

この論文では、山型食パンに臭素酸カリウムが残留することについて、「焼成中に上部クラフト部分が乾燥する、或いは、小麦タンパク質の急激な熱変性によって、臭素酸との反応性が低くなることが原因であることが推測されたが、これらに関する詳細については明らかにされておらず、さらなる研究が必要であると考えられます」と述べています。結局、なぜ山型食パンでは臭素酸カリウムが残ってしまうのか、よく分かっていないのです。

山型食パンでは残ってしまう

次に表3を見てください。これは、山型食パンの場合、製造の条件によって臭素酸カリウムの残存量がどの程度違ってくるかを調べたテスト結果です。

焼成温度が２１０度の場合、焼成時間が16分と短いと、56・2ｐｐｂ残ります。焼成時間が長くなるにしたがって、その量は減っていきますが、最長の33分でも2・8ｐｐｂ残ってしまいます。

論文では、「この焼成条件よりも長時間の焼成ではパンが焼きすぎになることが明らかであり、焼成温度及び時間を調節することによって、山型食パンの残存臭素酸量を検出限界である0・5ppb以下に低減することは不可能であることが明らかになった」と述べています。

焼成温度が170度の場合、パンを焼く型に蓋をすると、検出限界値以下になりますが、蓋をしないと焼成時間が30分と長くても14・0ppb残ってしまいます。つまり、臭素酸カリウムが残存するかしないかは、パンを焼く温度や時間、蓋をするかしないかなどによって変わってくるということです。この実験からも、臭素酸カリウムが、残るかどうかは、微妙な条件の違いによって左右されることが分かります。

製造工場のパンはどうか？

以上は、あくまで実験室でのテスト結果です。市販されている食パンは、工場で大型の機械を使って大量に生産されています。山崎製パンは全国各地に25の工場を持っています。実際に工場で生産した場合、臭素酸カリウムが残留することはないのでしょうか？

表4は、6箇所の製造所で、臭素酸カリウムを添加した角型食パンを試験的に作って、残存量を調べた結果です。臭素酸カリウムの添加濃度は12ppmで、ビタミンC（AsA）を5ppm併せて添加しています。ビタミンCを添加すると、臭素酸カリウムの分解が進むといいます。

結果はいずれも「ND」、すなわち検出限界値以下となっています。おそらく山崎製パンの幹

表４　各製造所における中種法角型食パン中の臭素酸残存量

製造所	残存臭素酸量[a]（ppb）
A	ND,ND
B	ND,ND
C	ND,ND
D	ND,ND
E	ND,ND
F	ND,ND

*臭素酸カリウム12ppm及びAsA5ppm添加
[a]測定は２回行ない、NDは検出限界（0.5ppb）以下である

部たちは、この結果を見て、「臭素酸カリウムを角型食パンに添加しても大丈夫」という判断をしたのでしょう。

しかし、これにしても試験的に行なわれたものです。それぞれの製造所での焼成温度、焼成時間などが書いてないので、どんな条件でパンを焼いたのか分かりませんが、実際に工場でパンを大量に生産した際に同じ結果になるのか、疑問を感じざるを得ません。

山崎製パンによると、工場で生産する際の臭素酸カリウムの添加量は、「10～13ｐｐｍ」とのことです。試験では、臭素酸カリウムの添加濃度は12ｐｐｍですから、工場で「13ｐｐｍ」添加された場合、「ＮＤ」となるのか、疑問の残るところです。

不安は消えない！

これまで示した実験結果から、臭素酸カリウムが残存するか否かは、パンの形や焼き型に蓋をするかしないか、あるいはパンを焼く温度や時間によって微妙に左右されることは明らかです。

全国各地にある山崎製パンの工場では、毎日、臭素酸カリウムが添加された角型食パンが大量に生産されていますが、それらのすべ

ての工場で、すべての製造機械が臭素酸カリウムが検出限界値以下になるように稼動しているのか、はなはだ不安な気持ちになります。

山崎製パンでは「定期検査を行っている」と言っていますが、できあがった膨大な数の製品をすべて検査するのは不可能です。では、実際にどのくらいの割合で検査されているのでしょうか？　この問いに対して、山崎製パンでは次のように答えました。

「当社ならびに第三者機関（社団法人・日本パン技術研究所）において、すべての工場の該当製品につきまして定期的に検査を行っております。定期検査は発売前、発売後1週間以内、3カ月後、6カ月後、9カ月後、12カ月後、その後は4カ月ごとに行っており、総検体数は年間約１３００検体となっております。平成16年の生産開始から4年間検査を行っておりますが、０・５ｐｐｂのレベルで残存が認められたことはありません」

山崎製パンは自信を持って回答しているようですが、発売後は3～4カ月に一度の割合でしか検査されていないわけです。また一年間に検査されたのは「約１３００検体」にすぎないわけです。これで毎日毎日生産される多種多様で膨大な数に上る角型食パンのすべてに対して、「臭素酸カリウムが残留していない」といえるのか、はなはだ疑問です。

もし検査と検査の間に生産された食パンに臭素酸カリウムが０・５ｐｐｂ以上残っていたら、それはそのまま出荷されてしまうことになります。機械は常に一定に稼動しているように見えても、時間の経過とともに微妙に違ってくるものです。老朽化も起こります。パンを焼く温度が微妙に下がったり、時間が微妙に短くなったり、臭素酸カリウムの添加量が微妙に多くなってしまう、ということが角形食パンの全製品において、まったくないと言い切れるのでしょうか？　もしそういうことが起これば、臭素酸カリウムが残留することがあるかもしれません。

消費者は、臭素酸カリウムがパンの製造に使われている限り、こうした不安を抱かざるを得ないでしょう。その不安を消すためには、臭素酸カリウムの使用を止めるしかないのです。

※　以上、『ヤマザキパンはなぜカビないか』の1章をそのまま掲載しました。

山崎製パンの社員と対決

以上が、『ヤマザキパンはなぜカビないか』に掲載されていた内容です。この本は、タイトルに企業名を入れたこともあってか、多くの人に関心を持ってもらえたようです。また、消費者団体の人たちにも興味を持ってもらえました。そして、本が出版されてから約3カ月後の2008年6月4日、関西に拠点を置く消費者グループの「食品安全連絡会」が、山崎製パンの食パンの問題点について議論する集会を、神戸で開催しました。その際、私は講師として招かれ、講演を行ないました。

この集会で私は、臭素酸カリウムの危険性、そして、それを食パンに使うこの問題点を指摘しました。つまり、同著で指摘したことをかいつまんで話したのです。会場からは驚きの声が上がり、また、臭素酸カリウムの使用を止めさせるべきという声が多数上がりました。

そこで、山崎製パンの担当者を呼んで、まず説明を聞いて、そして、反対意見を述べようということになりました。同消費者グループでは、山崎製パンと連絡を取り、7月23日、神戸クリスタルタタワー6階のひょうごボランタリープラザで、同社の担当者と市民、そして私が参加した集会が催されました。この集会は、危険性が指摘されている製品を販売する会社の担当者と市民が直接意見を交わすという画期的なものでした。

臭素酸カリウムをなぜ使うのか

その日、会場は異様な緊張感に包まれていました。なにしろ、いわば「敵」となる立場の人たちが集会に参加し、これから「一戦」交えようとしていたからです。山崎製パンからの参加者は3人でした。中央研究所次長の細谷誠生氏、同次長の日俣克一氏、食品安全衛生管理本部の渡部信一氏。細谷氏と日俣氏が、臭素酸カリウムを研究していて、その使用を推進しているようでした。

まず細谷氏が、臭素酸カリウムを使っている理由について、「臭素酸カリウムは、私たちが追い求めるパンを作ることを可能にする添加物です。小麦粉改良剤としてビタミンCも使われていますが、生地を小さくしたり、丸めるときに扱いにくくなってしまう。臭素酸カリウムはそういうことがありません」と語りました。そして、スクリーンには臭素酸カリウムのメリットを説明する文字が映し出されました。

1　パン生地の物性（伸展性・抗張力）のバランスが良くなり、きめの細かい良好な食感を有したパンが得られる。良好な伸展性を有したグルテン膜は、澱粉粒子を均一に取り囲み、水分移行を最小限に抑えることにより、水分を長く保持できるため、パンが硬くなり難い（物理的熟成の改善）。

2　ビタミンCでは、酸味・刺激臭により発酵による風味がマスキングされるため本来のパンの香りがでにくいのに対し、良好な風味を有したパンが得られる。また焼色もよくなる（化学物質熟成の改善）

さらに細谷氏は、「パンは発酵の香りと焼成の香りが重要ですが、ビタミンCを使った時と臭素酸カリウムを使った時では明らかに違います。ビタミンCの場合、ツンとくるような酸味のある香りになってしまう。また、国産小麦はグルテンの量が少なく、質も悪く、パンを作りにくいが、臭素酸カリウムを使うと質のよいパンができます」と説明しました。

臭素酸カリウムは「安全だ」とする山崎側

次に細谷氏は、臭素酸カリウムの安全性について語り始めました。

「『ヤマザキパンはなぜカビないか』にも書いてありましたが、臭素酸カリウムを250ppmまたは500ppm含む飲料水をラットに飲ませた実験で、発がんが見られ、1982年に添加量などについて法律の改正がありました。現在では、パンに残った臭素酸が、検出限界の0・5ppb以下であれば、安全だろうと考えています。厚生労働省の指導もそのようなものなので、社内ではそれにしたがって厳しい品質管理をしています」

臭素酸カリウムはイオン化して、カリウムと臭素酸とに分かれる。厚生労働省は、パンに残留した臭素酸を測定し、0・5ppb以下であれば、「臭素酸カリウムは除去された」という判断をしている。なお、ppbは10億分の1を示す濃度の単位。

「水道水中の臭素酸の上限値が、平成12月5月に水道法で10ppbと決められました。大阪市の水道水中には、平均2・4ppbくらいの臭素酸が含まれています。パンは0・5ppb未満ということです」と、細谷氏は、大阪市の水道水よりも自社のパンのほうが安全ということを暗に示した。

すかさず安全食品連絡会の山中純枝会長が、「臭素酸と臭素酸カリウムは、同じものだと言っているのですか?」と口を挟んだ。細谷氏は、「いや、それらは違うものです。ただし、動物実験でも、臭素酸カリウムそのものを摂ったために発がん性があるのではなく、カリウムと分離した臭素酸が分解してできる活性酸素が問題なのです」と、やや狼狽しながら答えました。

私が、「発がんのメカニズムはまだよく分かっていないので、必ずしも活性酸素だけでがんが起こるとは限らない」と指摘すると、細谷氏はそれには反論せず、「次に製品販売へ向けた取り組みですが……」と、話題を転じました。

そして、スクリーンには、次のような説明が映し出されました。

1　(社)日本パン工業会科学技術委員会内に科学技術委員会小委員会が設置され、適正製造規範（GMP）に基づく管理体制の整備を図る。

2　小委員会において、臭素酸カリウム溶液を使用した角型食パンの品質を確保し、厚生労働省の定める基準に合致する管理体制をとるため、適正製造規範に準じた「ブルマン型食パンにおける臭素酸カリウムに関する自主基準」を作成。

「私たちはこの自主基準にのっとりながら、臭素酸カリウムを使用しています。臭素酸カリウムを使う製品に限って管理責任者を置き、責任体制を明確にして書類もまったく別にしています。残ったパン生地についても、アレルゲンを含む生地と同じように別な所に保管しています。検査は、日本パン技術研究所の研究調査部が、一年に三回程度、山崎製パンの全工場の全製品を分析しています」

さらに細谷氏は、表示などについて説明し、話は全部で30分ほどに及んだ。結局、その主旨は、厚生労働省の「0・5ppb未満」という基準をきちんと守っており、「パンの安全性に問題はない」――というものでした。

臭素酸カリウムの危険性を指摘

次に私が意見を述べました。その内容をまとめると、主に次の4点です。

1　臭素酸カリウムは、発がん性があるという理由で使用禁止になったＡＦ‐２という食品添加物よりも発がん性が強く、本来なら禁止されるべきものである。１９９２年には、ＷＨＯ（世界保健機関）とＦＡＯ（国連食糧農業機関）の合同食品添加物専門家会議が、「臭素酸カリウムの使用は不適当」との結論を出し、それは１９９５年にも再確認され、今も変わっていない。これは国際基準であって、日本の一企業がこれを破って臭素酸カリウムを使うことは許されない。

2　臭素酸カリウムは、パンの形や製造条件によって残ってしまう。山崎製パンの実験では、山型食パンに使った場合、０・５ｐｐｂを大幅に超えて残ってしまう。そのため、山型食パンの「ダブルソフト」や「新食感宣言」には使われていない。つまり、臭素酸カリウムが残存するかしないかは微妙で、全国に25ある工場で、毎日大型機械で大量に生産されるパンのすべてが０・５ｐｐｂ以下なのか、疑問。定期検査も、３カ月に一回程度であり、それで検出されないからといって、すべての製品がそうなのかは疑問。

3　臭素酸カリウムが分解した際、臭化カリウムが生成し、それがパンに残っている可能性が高い。臭化カリウムは、中枢神経系の医薬品で、催眠鎮静剤、抗不安剤、抗てんかん剤として使われ、頭痛、めまい、集中力や記憶力の低下などの副作用がある。臭化カリウムがパンに残っていた場合、それを一緒に摂取することになり、問題。

4　臭素酸カリウムの使用を日本パン工業会が認めていて、今後はほかの大手パンメーカーや、全国に数多くある中小パンメーカーが臭素酸カリウムを使い出す可能性がある。そうなった場合、すべてのパンで臭素酸カリウムが残留していないことが保証されるのか、疑問。

臭素酸カリウムの代謝産物の安全性は未確認

この後、休憩を挟んで参加者も交えた討論が行なわれました。ここで、最大の争点となったのは、臭素酸カリウムが分解してできる臭化物の安全性についてでした。

まず会場の参加者から、「臭素はもともと毒性があり、そのガスは塩素ガスと同じように猛毒。臭素がほかの物質と結合してできる臭化物も、問題。臭化メチルは穀物の燻蒸剤につかわれているが、それが原因の死亡事故も起きている。臭素が、パン生地のなかにあるさまざまな有機物と反応する可能性がある。どんな反応をするかを、実験で分かっていますか？」という質問が投げかけられました。これに対して、「分かりません」と、細谷氏。

別の参加者からも、「臭素酸カリウムが、パン焼成中に分解して、生成される代謝産物の安全性が確認されていないと思う。パンは毎日食べるものなので、それらが蓄積されることが心配だ」という意見が出ました。

これに対して、「代謝産物に関しては、これまで気にしていませんでした」と、山崎製パンの日俣氏。「臭素ガスがでてるかは分かりますか？」と私。「そういうことは考えたことがなく、私はわかりません」と日俣氏。

さらに参加者から、「臭素酸カリウムは反応性の高い物質で、それを使った場合、有機物と反応して、ダイオキシンに似た物質ができている可能性もある。臭素の化合物は、塩素の化合物と同様に毒性が強い。そういう臭素酸カリウムを食べ物の中に混ぜて、何がおこるかもわからないが、『安全です』というのは乱暴だ」という意見が。これに対して細谷氏は、「0・5ppb未満を守っているのであって、法律違反はしていない。どういう臭素の化合物ができるか、臭化カリウムや臭素ガスができているかは分析しておらず、分かりません。考えていませんでしたから」と、開き直ったように答えました。

この議論は白熱し、数十分に及びました。私は、少しまとめたいと思い、次のように発言しました。「今までの議論ではっきりしたことがある。法律では、臭素酸が0・5ppb以下であればいいとなっていて、山崎製パンはその法律はいちおう守っている。しかし、臭素がいろんなものと反応して、何になっているか分からないという。結局、法律は守っているけれども、パンの安全性が保証されていることにはならない」。

これに対して、細谷氏は、「臭素酸以外の臭化物や臭素ガスが、でているのかどうかはこれから調べていきたいと思う。かといって、明日から臭素酸カリウムの使用を止めるということにはならない」と反論。さらに私が、「臭化物ができていて、それが毒性があるということが分かった場合には、臭素酸カリウムの使用を止めることもあり得るということですね」と追及すると、細谷氏は、「私は会社を代表していえない部分はありますが、努力はします」と答えました。

こうして熱のこもった対話集会は、全部で3時間以上に及んだのでした。

結局、今後は臭素酸カリウムが分解して新たに生成する臭化物の安全性が、一つのポイントになるということになったのです。それにしても、山崎製パンの社員たちが声を揃えて、「臭素酸カリウムの代謝産物の安全性については、まったく考えていなかった」と発言したことには、私も参加者の多くも驚かされました。これで、「芳醇」や「超芳醇」などの食パンや「ランチパック」の安全性が本当に保証されているといえるかははなはだ疑問を感じた次第です。

新発売の角型食パンには臭素酸カリウムを使わず

この討論会で、山崎製パンの社員は、臭素酸カリウムを使うことのメリットを強調していましたが、これだけの理由で、あえて発がん性物質を使う必要があるとはとても思えませんでした。食品の安全性を確保するということはなかなか難しいことです。細菌が繁殖して食中毒の原因になることもありますし、化学物質で汚染されることもあります。ですから、できるだけ危険性を持つ要素を排除していくべきなのです。

したがって、臭素酸カリウムの使用は止めるべきなのです。臭素酸カリウムを使っている限り、それがパンに残留する可能性があり、それを食べた人ががんを起こす危険性が高まることになるからです。それを完全に防ぐためには、臭素酸カリウムの使用を中止するしかないのです。

私は、その後各地で食品添加物に関する講演を行ないましたが、その際、臭素酸カリウムの危険性と山崎製パンの問題点を指摘しました。おそらくそれを聞いた人が山崎製パンのお客様相談室に問い合わせたり、あるいは『ヤマザキパンはなぜカビないか』を読んだ人が問い合わせたりしたのではないかと思います（これはあくまで推測ですが）。そのため、同社では、だんだん「臭素酸カリウムの使用を止めたほうがいいのでは？」という雰囲気になっていったのではないかと思います。

その後、山崎製パンに大きな変化が現れました。それまで角型食パンにはほとんど臭素酸カリウムを使っていたのですが、新発売した角型食パンには使わなくなったのです。その一つが「モーニングスター」です。この食パンは、「毎日をおいしく笑顔に！」をコンセプトに開発されたもので、２０１１年10月から売り出されたものですが、臭素酸カリウムは使われていません。

また、２０１２年2月から発売された「ロイヤルブレッド」にも臭素酸カリウムは使われていません。おそらく臭素酸カリウムを使うことのメリットとデメリットを天秤にかけた結果、デメリットのほうが大きいという判断にいたったのでしょう。

ついに臭素酸カリウムを全面的に止める

さらにその後、同社の主流食パンである「芳醇」、「超芳醇」、「超芳醇　特選」も、臭素酸カリウムの使用がしだいに中止されていったのです。おそらく消費者の声に抗しきれなくなったのでしょう。ただし、それ以降もまだ臭素酸カリウムが使われている製品がありました。それは、

「ランチパック」です。

コンビニを中心に売られている「ランチパック」は、手軽に食べられる惣菜パンとして人気があります。「たまご」、「ツナマヨネーズ」、「カレー」、「カレー&タマゴ」、「ピーナツ」など種類も豊富で、また、テレビでも盛んに宣伝されていたため、買っている人が多かったようです。

しかし、そのパッケージには、「このパンには品質改善と風味の向上のため臭素酸カリウムを使用しております。残存に関しては厚生労働省の定める基準に合致しております」という表示があったのです。ただし、この表示は原材料名欄ではなく、その下のほうになされていたので、おそらく気づかなかった人も多かったでしょう。しかし、角型食パンと同様に間違いなく臭素酸カリウムが使われていたのです。

ところが、この表示もしだいに見られなくなりました。つまり、山崎製パンでは、「ランチパック」についても臭素酸カリウムの使用を止めていったのです。そして、現在は臭素酸カリウムが使われている製品はなくなりました。

以上のような経緯で、山崎製パンは臭素酸カリウムの使用を止めていったのです。その他のパンメーカーで、臭素酸カリウムを使っている会社は見当たりません。何しろ臭素酸カリウムは発がん性物質ですから。また、臭素酸カリウムの残存を検査する技術は高度なもので、簡単には検査を行なうことができません。それもあって、他のパンメーカーでは使っていないと考えられます。これで消費者は、臭素酸カリウムの脅威にさらされないで済むようになったのです。

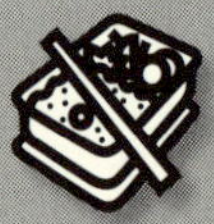

2章

コンビニの弁当・惣菜・カット野菜はなぜ傷まないか

コンビニのご飯に添加される油

私と三人の執筆者で書いた『買ってはいけない』（金曜日刊）が爆発的に売れて、社会を騒がせていた1999年後半、長野県に住む読者から匿名で葉書が届きました。その人は、あるコンビニエンスストアでアルバイトをしていたという事でしたが、店で売る弁当のご飯を炊く際に、「パンパン」と呼ばれている白い粉をお米に混ぜていたと書かれていました。バイト仲間は、みんな気味悪がってそのご飯を食べなかったのですが、一人だけそれを食べ続けていた人がいて、とうとう胃に穴が開いてしまったとのことでした。

ずいぶん前の話ですし、匿名のためこれが事実なのか確かめることもできないのですが、コンビニ弁当のご飯に何かが添加されているのは間違いない事実なのです。試しにこんな実験をしてみてください。

コンビニ弁当を買ってきて、味付けしていないご飯を少しスプーンか何かで取り出して、きれいなコップに入れてください。そして水を加えて、ゆすってご飯をバラバラにしてください。すると、水の表面に油が浮いてくるのが分かると思います。

コンビニのご飯には何らかの油が混ぜられているのです。しかし、原材料名には、「ご飯」としか書かれておらず、どんな油なのか分かりません。私はコンビニ弁当を食べると、どうも胃がもたれたような感じになるのですが、この油が原因なのかもしれません。

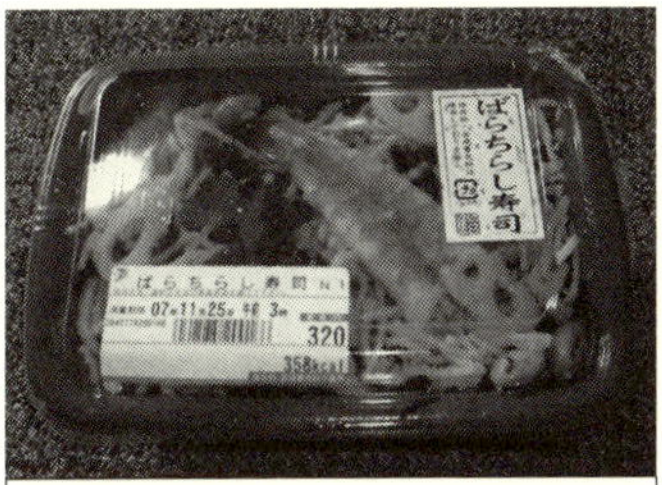

品名　寿司
ばらちらし寿司
原材料名　酢飯、おぼろ錦糸玉子和え、海老酢漬け、味付けかんぴょう椎茸煮和え、酢漬けれんこん、味付けいくら、枝豆、海苔、調味料（アミノ酸等）、pH調整剤、グリシン、ダイズ多糖類、トレハロース、ソルビット、酸味料、酒精、ベニコウジ色素、（原材料の一部に小麦を含む）

消費期限　別途表ラベルに記載
保存方法　別途表ラベルに記載
製造者　フジフーズ株式会社　A　0120-130-382
千葉県船橋市高瀬町２４－３

1包装当り　熱量３５８kcal　蛋白質１０．０g　脂質２．９g　炭水化物７２．９g　Na１．１g

写真1

私は千葉県内の小さな町に住んでいますが、家の近くには、セブン・イレブンとミニストップがあります。セブン・イレブンはいわずと知れた業界トップのコンビニです。ミニストップも、ローソン、ファミリーマート、サークルKサンクスに次ぐコンビニです。

写真1は、家の近くのセブン・イレブンで買った「ばらちらし寿司」と、その裏面に

貼られていた原材料名です。製造者は「フジフーズ」とあります。これは、千葉県船橋市にある食品製造会社です。

フジフーズに聞いたところ、「炊飯の時に、保湿の効果を出すためにトウモロコシ油とナタネ油の混合を微量混ぜている」とのことでした。ご飯を水に入れた際に浮かぶ油は、こうした保湿目的の植物油だったのです。

セブン・イレブンやローソン、ミニストップなどのコンビニは、弁当類を自社で製造しているわけではありません。各地にある中小の食品製造業者に委託して、製造してもらい、各コンビニのブランド弁当として売っているのです。この際、弁当の原材料や添加物、製造方法などに関するレシピはコンビニの本部が作り、それにしたがって各地の製造業者が弁当を製造し、コンビニ各店で売るという形をとっています。したがって、全国どこのコンビニでも、同じような弁当が売られているわけです。

添加物の多い「ばらちらし寿司」

この「ばらちらし寿司」の場合、原材料名の「海苔」までは食品原料で、それ以降はすべて食品添加物です。これらの添加物は、「おぼろ錦糸玉子和え」や「海老酢漬け」、「味付けかんぴょう椎茸煮和え」などの具材に使われているのです。

「調味料（アミノ酸等）」は、具材の味付けに使われているL‐グルタミン酸ナトリウム（「味の素」の主成分）をメインとしたものとみてまず間違いありません。「pH調整剤」は、酸性度やアルカリ度を調整するためのもので、一般に酢酸や乳酸、クエン酸などの酸が使われることが多くなっています。酸は、お酢でも分かるように殺菌力があるため、具材の保存性を高めるために添加されているのです。

「グリシン」はアミノ酸の一種です。これも酸の一種であり、またうまみ成分でもあるので、具材の保存性を高めるとともに、味付けの目的でも使われています。

「ダイズ多糖類」は、大豆から抽出された多糖類（ブドウ糖などの単糖がいくつも結合したもの）ですが、多糖類はとろみがあるので、具材にとろみをつけるために使われます。

「トレハロース」と「ソルビット」は、いずれも甘味料です。適度な甘みをつけるために使われています。

「酸味料」は、pH調整剤とダブっているものが多く、ふつう乳酸や酢酸、クエン酸などが使われています。酸味を持たせるとともに保存性を高める働きがあります。

最後の「ベニコウジ色素」は、着色料です。具材を赤く着色する目的で使われています。このお弁当だけて、実に九種類もの添加物が使われているのです。

写真2は、やはりセブン・イレブンで買った「熟成焼鮭幕の内弁当」と、その原材料名です。「調味料（アミノ酸等）」以下は、すべて添加物です。具材が多いので、それだけ添加物も多くなっています。

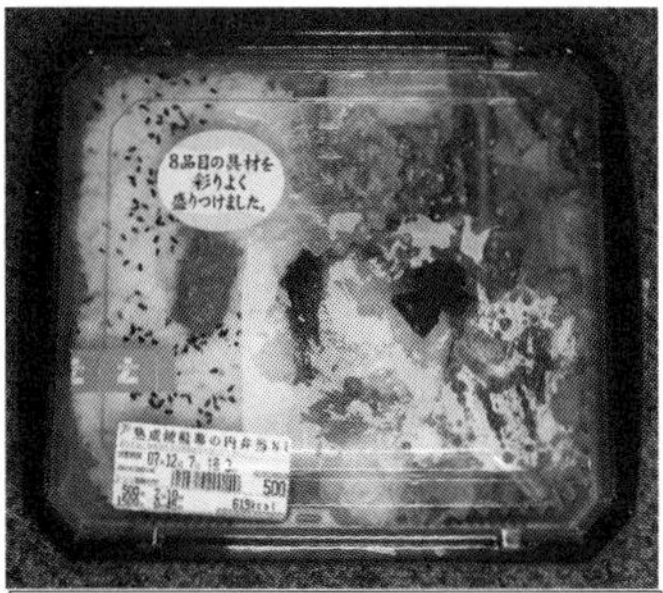

品名　弁当
熟成焼鮭幕の内弁当
原材料名　御飯、煮物（蒟蒻、大根、人参、その他）、焼鮭（トラウト）、金平ごぼう、厚焼玉子、焼鳥タレ和え、しゅうまい、インゲン胡麻和え、大根醤油漬け、調味梅干、小松菜ボイル、ごま、調味料（アミノ酸等）、ｐＨ調整剤、グリシン、酢酸Ｎａ、酸化防止剤（Ｖ．Ｅ）、ソルビット、酸味料、水酸化Ｃａ、カラメル色素、野菜色素、酒精、（原材料の一部に小麦・乳成分・牛肉・豚肉・りんご・ゼラチンを含む）

消費期限　別途表ラベルに記載
保存方法　別途表ラベルに記載
製造者　（株）武蔵野　千葉工場　0120-811-634
千葉県八千代市上高野１３５５−３２

１包装当り　熱量６１９kcal　蛋白質２３．８g　脂質１１．７g　炭水化物１０４．５g　Ｎａ１．７g

写真２

「ばらちらし寿司」と同様に、「調味料（アミノ酸等）」、「ｐＨ調整剤」、「グリシン」、「酸味料」などが味付けや保存の目的で使われ、そのほかにも「酢酸Ｎａ」、「Ｖ．Ｅ（ビタミンＥ）」、「ソルビット」、「水酸化Ｃａ」、「カラメル色素」、「野菜色素」などが使われています。水酸化Ｃａ（カルシウム）は、コンニャクを固めるために使われるものです。最後の「酒精」はエチルアルコールのことです。なお、酢酸Ｎａについては次で述べます。

「海老ピラフ」にも添加物がタップリ

次に写真3は、近くのミニストップで買った「海老ピラフ」と、その裏面の原材料表示です。「調味料（アミノ酸等）」以降が添加物です。

前の「ばらちらし寿司」と同じものがいくつもあります。「調味料（アミノ酸等）」、「酸味料」、「グリシン」、「ｐＨ調整剤」。これらは、やはり具材の味付けや保存性を高める目的で使われています。

この弁当を製造しているトオカツフーズ（千葉県八千代市）に聞いたところ、「グリンピースには、『緑保』という制菌剤を使っていて、その成分はグリシンと酢酸ナトリウムです。『緑保』が使われているのはグリンピースだけですが、グリシンと酢酸ナトリウムは、コーン、えび、マッシュルームにも日持ち向上の目的で使用しています」と説明してくれました。「酢酸ナトリウム」は、酢酸にナトリウム（Ｎａ）を結合させたものです。食品加工の際に、製造用剤として使われます。

ほかにも具材に数種類の添加物が使われています。「カラメル色素」は、着色料で具材を茶色にする目的で使われています。マッシュルームに使われていると思われます。

「増粘剤《ぞうねんざい》（キサンタン）」は、増粘多糖類の一種で、前のダイズ多糖類と同様にとろみをつけるために使われています。

「酸化防止剤（Ｖ．Ｃ）」は、ビタミンＣのことです。ビタミンＣには、

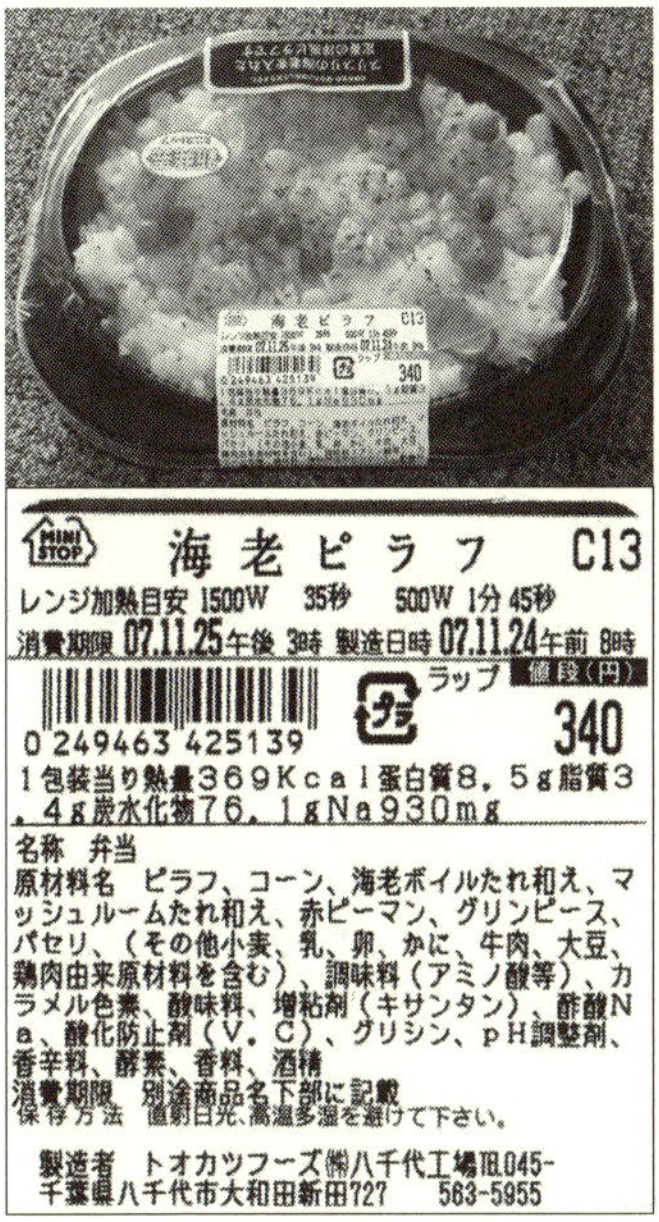
MINI STOP
海老ピラフ　C13
レンジ加熱目安 1500W 35秒 500W 1分45秒
消費期限 07.11.25午後 3時 製造日時 07.11.24午前 8時
ラップ
値段（円）
0 249463 425139
340
１包装当り熱量３６９Ｋｃａｌ蛋白質８．５ｇ脂質３．４ｇ炭水化物７６．１ｇＮａ９３０ｍｇ
名称　弁当
原材料名　ピラフ、コーン、海老ボイルたれ和え、マッシュルームたれ和え、赤ピーマン、グリンピース、パセリ、（その他小麦、乳、卵、かに、牛肉、大豆、鶏肉由来原材料を含む）、調味料（アミノ酸等）、カラメル色素、酸味料、増粘剤（キサンタン）、酢酸Ｎａ、酸化防止剤（Ｖ．Ｃ）、グリシン、ｐＨ調整剤、香辛料、酵素、香料、酒精
消費期限　別途商品名下部に記載
保存方法　直射日光、高温多湿を避けて下さい。
製造者　トオカツフーズ㈱八千代工場℡045-563-5955
千葉県八千代市大和田新田727
写真３

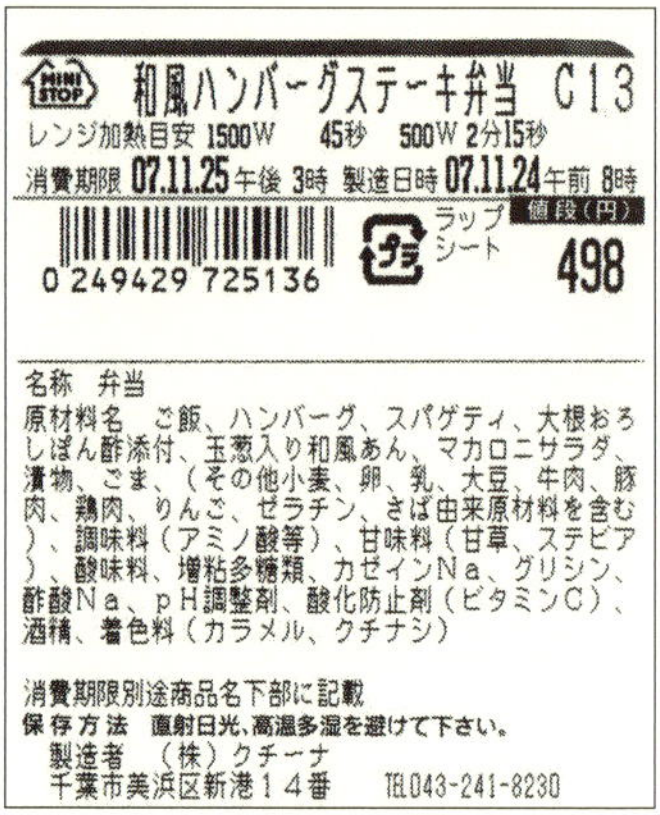
和風ハンバーグステーキ弁当 C13
レンジ加熱目安 1500W 45秒 500W 2分15秒
消費期限 07.11.25午後 3時 製造日時 07.11.24午前 8時
0 249429 725136
ラップ シート
値段（円）
498
名称 弁当
原材料名 ご飯、ハンバーグ、スパゲティ、大根おろしぽん酢添付、玉葱入り和風あん、マカロニサラダ、漬物、ごま、（その他小麦、卵、乳、大豆、牛肉、豚肉、鶏肉、りんご、ゼラチン、さば由来原材料を含む）、調味料（アミノ酸等）、甘味料（甘草、ステビア）、酸味料、増粘多糖類、カゼインＮａ、グリシン、酢酸Ｎａ、ｐＨ調整剤、酸化防止剤（ビタミンＣ）、酒精、着色料（カラメル、クチナシ）
消費期限別途商品名下部に記載
保存方法 直射日光、高温多湿を避けて下さい。
製造者 （株）クチーナ
千葉市美浜区新港１４番 TEL043-241-8230

写真4

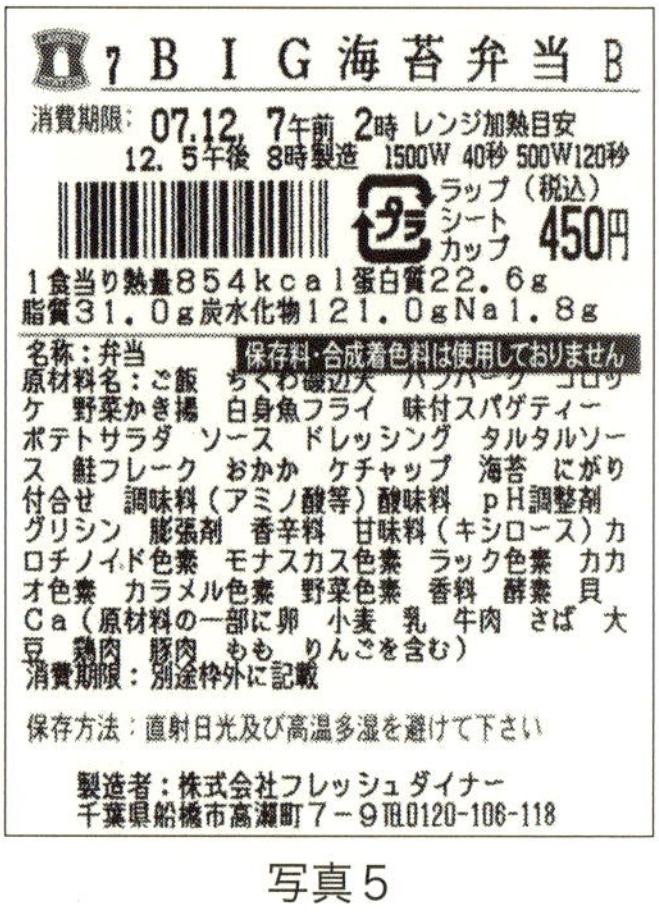
7 B I G 海苔弁当 B
消費期限： 07.12. 7午前 2時 レンジ加熱目安
12. 5午後 8時製造 1500W 40秒 500W120秒
ラップ シート カップ
（税込）450円
1食当り熱量854kcal蛋白質22.6g
脂質31.0g炭水化物121.0gNa1.8g
名称：弁当
保存料・合成着色料は使用しておりません
原材料名：ご飯 ちくわ磯辺天 ハンバーグ コロッケ 野菜かき揚 白身魚フライ 味付スパゲティー ポテトサラダ ソース ドレッシング タルタルソース 鮭フレーク おかか ケチャップ 海苔 にがり付合せ 調味料（アミノ酸等）酸味料 ｐＨ調整剤 グリシン 膨張剤 香辛料 甘味料（キシロース）カロチノイド色素 モナスカス色素 ラック色素 カカオ色素 カラメル色素 野菜色素 香料 酵素 貝Ｃａ（原材料の一部に卵 小麦 乳 牛肉 さば 大豆 鶏肉 豚肉 もも りんごを含む）
消費期限：別途枠外に記載
保存方法：直射日光及び高温多湿を避けて下さい
製造者：株式会社フレッシュダイナー
千葉県船橋市高瀬町７－９TEL0120-106-118

写真5

抗酸化力があるため、食品が酸化して変質するのを防ぐ目的で使われています。

「酵素」は、主に細菌から抽出された特定の働きを持つタンパク質です。品質を保持するなどの目的で使われています。「香料」は、文字通り香りをつけるために添加されています。

写真4は、やはりミニストップで買った「和風ハンバーグステーキ弁当」の原材料名です。「調味料（アミノ酸等）」以下は、すべて添加物です。具材は少ないほうですが、それでも多くの種類の添加物が使われています。「甘草」と「ステビア」は天然の甘味料で、「カゼインＮａ」は増粘剤です。

添加物の体への影響は？

他のコンビニの弁当も見てみましょう。写真5は、隣駅の近くにあるローソンで買った「ＢＩＧ海苔弁当」の原材料名です。「調味料（アミノ酸等）」以下は、すべて添加物です。写真6は、やはりローソンで買った「ねぎ塩豚カルビ弁当」の原材料名です。「調味料（アミノ酸等）」以下が添加物です。具材がシンプルなため、添加物の数はやや少なくなっています。

写真7は、やはり隣駅の近くにあるサークルＫサンクスで買った「20品目の幕の内」の原材料名です。「調味料（アミノ酸等）」以下は、すべて添加物です。一つ一つ説明するのは省きますが、

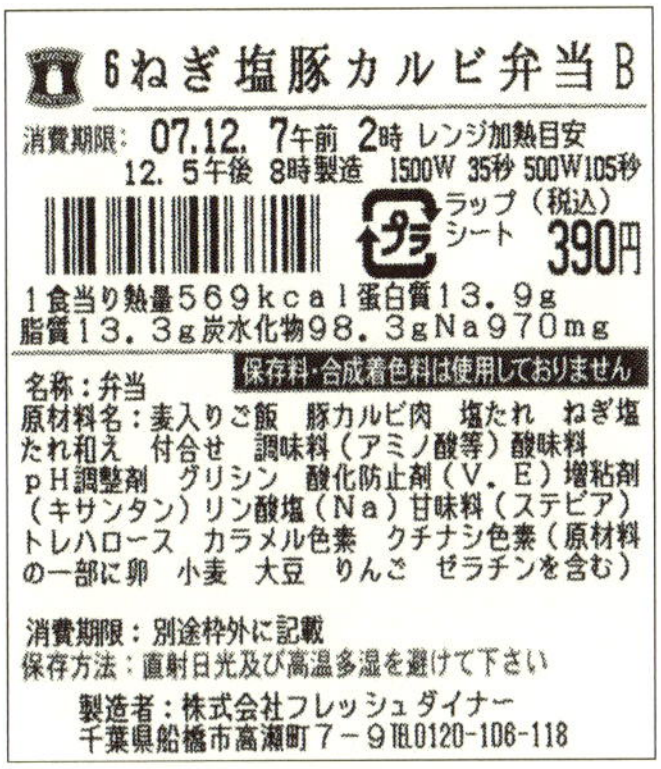
6ねぎ塩豚カルビ弁当B
消費期限：07.12.7午前2時 レンジ加熱目安
12.5午後8時製造 1500W 35秒 500W105秒
ラップ シート （税込）390円
1食当り熱量569kcal蛋白質13.9g
脂質13.3g炭水化物98.3gNa970mg
保存料・合成着色料は使用しておりません
名称：弁当
原材料名：麦入りご飯　豚カルビ肉　塩たれ　ねぎ塩たれ和え　付合せ　調味料（アミノ酸等）酸味料　pH調整剤　グリシン　酸化防止剤（V.E）増粘剤（キサンタン）リン酸塩（Na）甘味料（ステビア）トレハロース　カラメル色素　クチナシ色素（原材料の一部に卵　小麦　大豆　りんご　ゼラチンを含む）
消費期限：別途枠外に記載
保存方法：直射日光及び高温多湿を避けて下さい
製造者：株式会社フレッシュダイナー
千葉県船橋市高瀬町7－9TEL0120-106-118

写真6

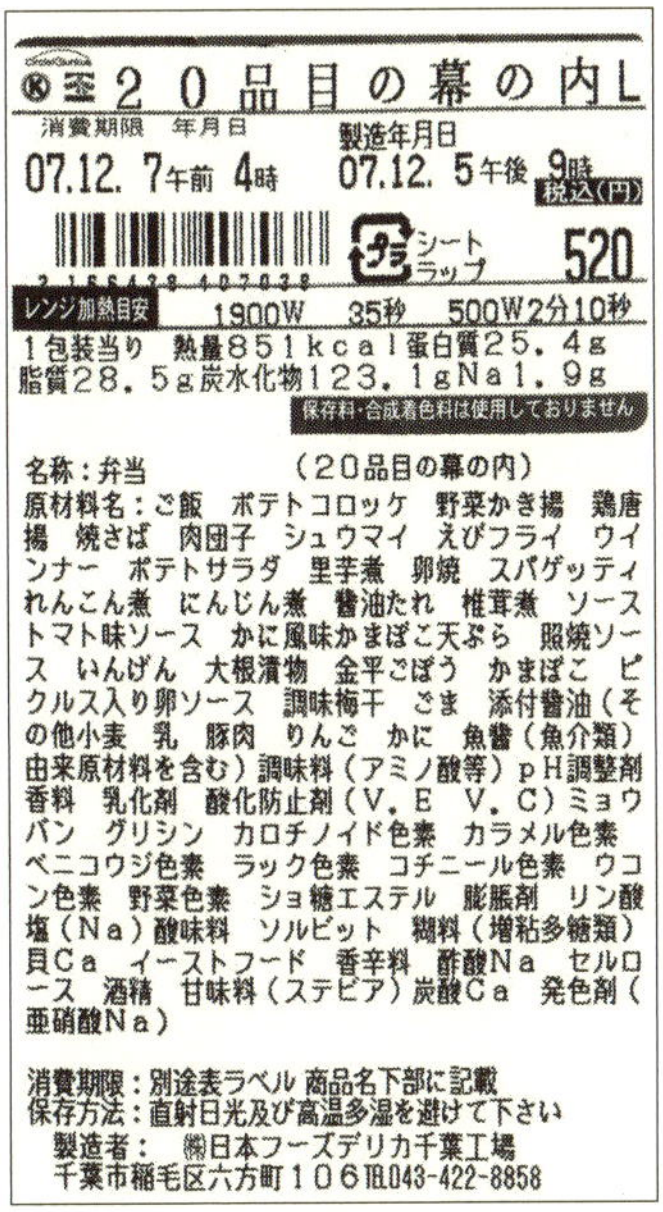
20品目の幕の内L
消費期限 年月日 07.12.7午前4時
製造年月日 07.12.5午後9時
税込(円) 520
シート ラップ
レンジ加熱目安 1900W 35秒 500W2分10秒
1包装当り 熱量851kcal蛋白質25.4g
脂質28.5g炭水化物123.1gNa1.9g
保存料・合成着色料は使用しておりません
名称：弁当　（20品目の幕の内）
原材料名：ご飯　ポテトコロッケ　野菜かき揚　鶏唐揚　焼さば　肉団子　シュウマイ　えびフライ　ウインナー　ポテトサラダ　里芋煮　卵焼　スパゲッティ　れんこん煮　にんじん煮　醤油たれ　椎茸煮　ソース　トマト味ソース　かに風味かまぼこ天ぷら　照焼ソース　いんげん　大根漬物　金平ごぼう　かまぼこ　ピクルス入り卵ソース　調味梅干　ごま　添付醤油（その他小麦　乳　豚肉　りんご　かに　魚醤（魚介類）由来原材料を含む）調味料（アミノ酸等）pH調整剤　香料　乳化剤　酸化防止剤（V.E　V.C）ミョウバン　グリシン　カロチノイド色素　カラメル色素　ベニコウジ色素　ラック色素　コチニール色素　ウコン色素　野菜色素　ショ糖エステル　膨脹剤　リン酸塩（Na）酸味料　ソルビット　糊料（増粘多糖類）貝Ca　イーストフード　香辛料　酢酸Na　セルロース　酒精　甘味料（ステビア）炭酸Ca　発色剤（亜硝酸Na）
消費期限：別途表ラベル 商品名下部に記載
保存方法：直射日光及び高温多湿を避けて下さい
製造者：㈱日本フーズデリカ千葉工場
千葉市稲毛区六方町106TEL043-422-8858

写真7

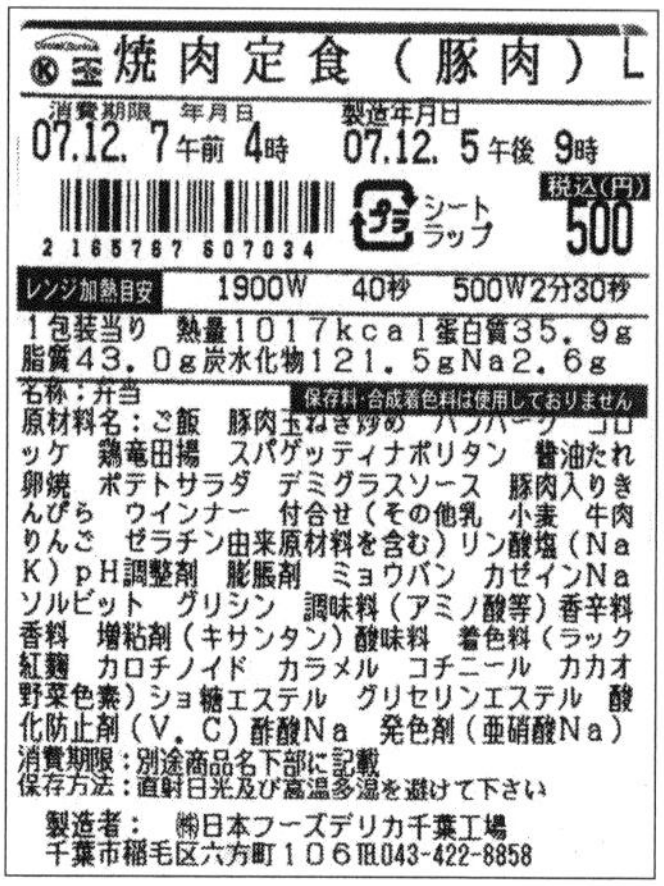

写真8

とにかくその数の多さに圧倒されます。「ポテトコロッケ」や「野菜かき揚」など具材が20品目と多いことをウリにしていますが、それぞれの具材に様々な添加物が使われているため、トータルするとこのように多くなってしまうのです。

写真8は、やはりサークルKサンクスで買った「焼肉定食（豚肉）」の原材料名です。「リン酸塩（Na）」以下はすべて添加物です。

以上、コンビニ弁当のほんの一部を見てきましたが、どの弁当にも「調味料（アミノ酸等）」、「pH調整剤」、「グリシン」、「酸味料」が必ず使われています。具材を味付けしたり、保存性を高めるために不可欠だからです。

最近のコンビニの弁当は保存料が添加されなくなりましたが、その代わりとして、「pH調整剤」や「グリシン」などが使われているのです。また、合成着色料も使われなくなりましたが、その代わりとしてベニコウジ色素やカラメル色素などの天然着色料が使われているのです。なお、ここで取り上げたコンビニ弁当は、２００７年11～12月に購入したものです。

それにしても、一つの弁当に、これだけ多く添加物が使われているのには驚かされます。コンビニの弁当を食べるということは、これらの添加物も一緒に摂取するということなのです。

これらは、ほとんどが人工的に合成された化学物質です。それらの使用量は、米や肉、野菜などの食品原料に比べればわずかです。しかし、毎日長期間それらを摂取した場合、体がどうなるのか？　何らかの害が現われるのか、現われないのか？　それは誰にも分かりません。これまで誰も経験したことがないからです。今まさにそれが私たちの体で試されているのです。

おにぎりに使われるあぶない添加物

コンビニにはお弁当のほか、さまざまなおにぎりが売られています。定番の「鮭」や「梅干」のほかに、「たらこ」「明太子」「昆布」「シーチキン」などなど。おにぎりのご飯は、「塩飯」という表示になっています。塩を混ぜたご飯のようですが、前の弁当のご飯と同様に油が混ぜられています。前と同じような実験をしてみてください。同じように水に油が浮いてくるはずです。

また、おにぎりの中に入っている具材には、多くの添加物が使われています。まず、タラコや明太子が中に入ったおにぎりには、ラベルの原材料名に「発色剤（亜硝酸Ｎａ）」という表示があります。発色剤の亜硝酸Ｎａ（ナトリウム）が、原材料のタラコや明太子に添加されているため、このように表示されているのです。

亜硝酸Ｎａは、タラコや明太子が黒ずむのを防ぐ目的で使われています。しかし、数ある添加物の中でも最も問題の多い一つなのです。

まず、急性毒性（すぐに現われる毒性）が強いということです。ラットに対する最小致死量は、

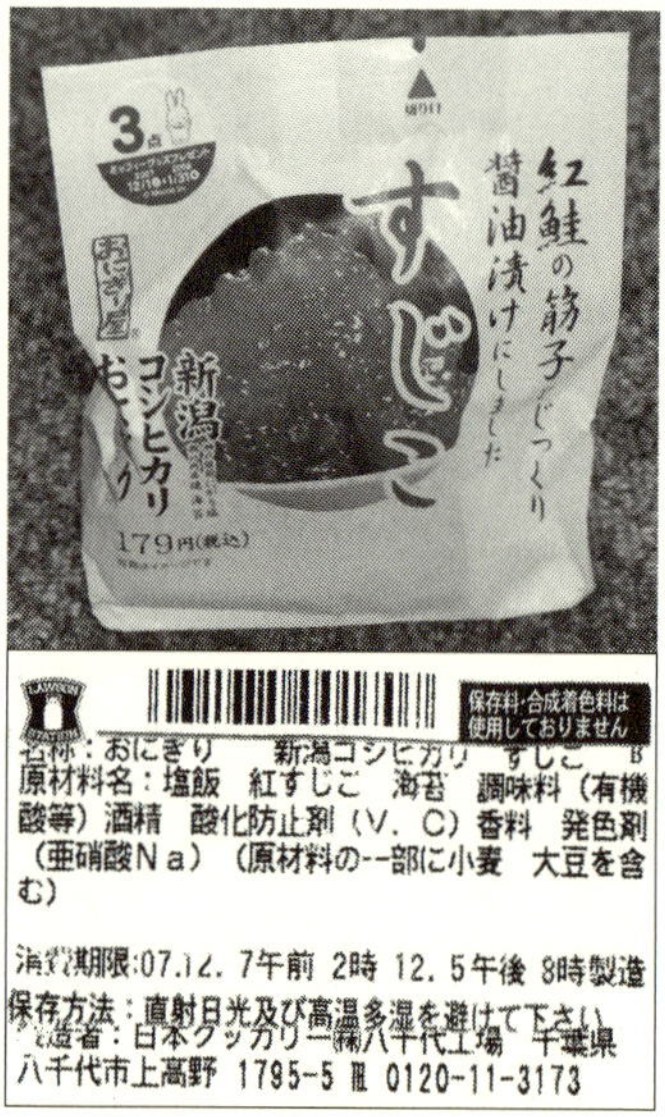

写真9

体重1kg当たり、わずか0・077gです。過去の中毒例をもとに計算した人間の致死量は、0・18〜2・5gです。猛毒として知られ、自殺や殺人にも使われる青酸カリ（シアン化カリウム）の致死量は、0・15gですから、亜硝酸Ｎａの最低致死量は、青酸カリとそれほど変わらないことになります。

もちろん亜硝酸Ｎａがタラコや明太子に添加されているからといって、それを食べて死んだり、すぐに具合が悪くなるということはありません。亜硝酸Ｎａの添加量が制限されているからです。その残存量の限度は、タラコ1kgに対して0・005g（亜硝酸根として）です。したがってタラコに含まれる亜硝酸Ｎａの量はごく微量ということになります。

すじこやいくらのおにぎりは？

亜硝酸Ｎａは、おにぎりの中に入っているすじこやいくらにも使われていることがあります。やはり黒ずむのを防いで、鮮やかな色を保つためです。写真9は2007年当時にローソンで買ったおにぎりの「すじこ」と、その原材料名です。「発色剤（亜硝酸Ｎａ）」と間違いなく書かれています。

　ところが、セブン・イレブンで買った「こだわりおむすび　いくら」にはその表示がありません。写真10がその商品と、原材料名です。亜硝酸Ｎａの文字はありません。どういうことでしょうか？　表示を怠っているのでしょうか？　製造者である前出のフジフーズに聞いたところ、こんな答えが返ってきました。

「明太子などの場合、仕入れた原材料自体に亜硝酸Ｎａが入っているのですが、いくらには、亜硝酸Ｎａは入っていません。原材料企画書を確認しましたが、いくらの場合、亜硝酸Ｎａは入っていませんでした。私どもは、原材料の表示を見て、それを信用して、私どもが作るおにぎりなどの製品の表示をしています」

　つまり、いくらの原材料メーカーが提出した「原材料企画書」に亜硝酸Ｎａが表記されていないので、それは添加されていないと判断して、「こだわりおむすび　い

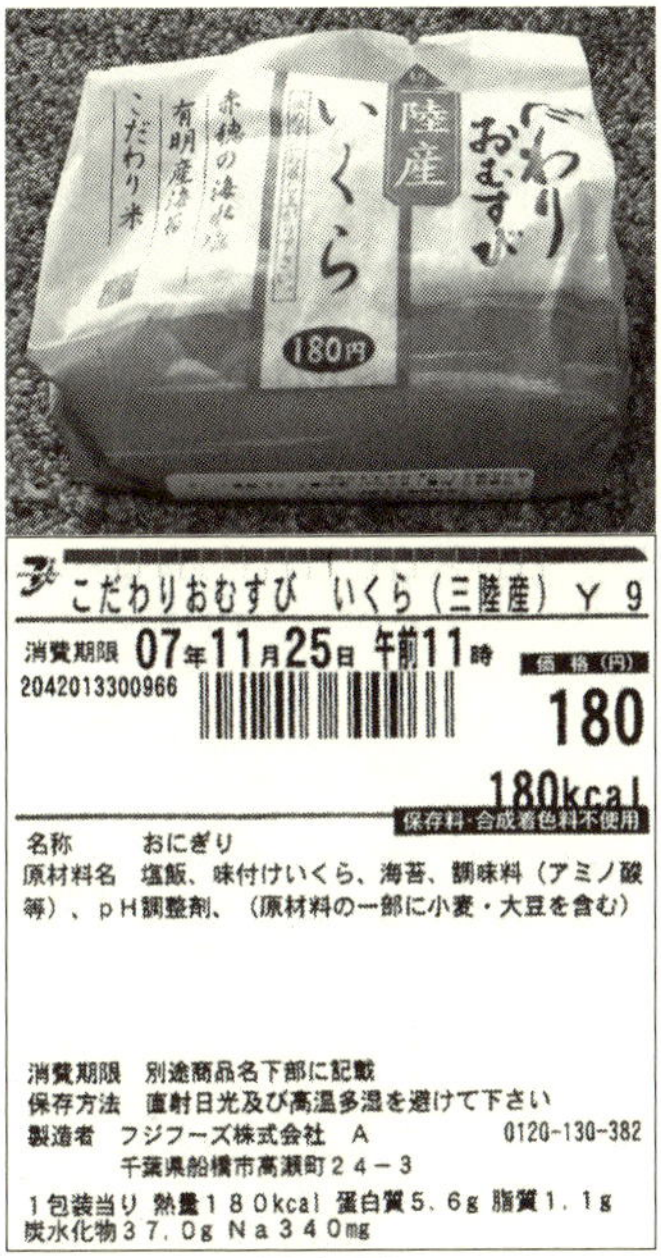
こだわりおむすび
陸産
いくら
180円
赤穂の海水塩
有明産海苔
こだわり米
こだわりおむすび　いくら（三陸産）　Ｙ　9
消費期限　07年11月25日 午前11時
2042013300966
価格（円）
180
180kcal
保存料・合成着色料不使用
名称　おにぎり
原材料名　塩飯、味付けいくら、海苔、調味料（アミノ酸等）、ｐＨ調整剤、（原材料の一部に小麦・大豆を含む）
消費期限　別途商品名下部に記載
保存方法　直射日光及び高温多湿を避けて下さい
製造者　フジフーズ株式会社　Ａ　0120-130-382
千葉県船橋市高瀬町２４－３
１包装当り 熱量１８０kcal 蛋白質５．６g 脂質１．１g
炭水化物３７．０g Ｎａ３４０mg
写真10

くら」にも亜硝酸Ｎａは表示していないということです。

これは仕方のないことなのかもしれませんが、しかし、おむすびの中のいくらはきれいな色をしていて、亜硝酸Ｎａを使わずにこうした色を維持できるのか、疑問を感じざるを得ません。真偽の程は分かりませんが、亜硝酸Ｎａが表示されていない理由はこれで分かりました。

発がん物質ができる可能性

亜硝酸Ｎａは、急性毒性が強いということのほかにもう一つ問題があります。それは、人間の胃のなかで発がん性物質に変わる危険性があるということです。

魚卵には、「アミン」という物質がたくさん含まれています。このアミンと亜硝酸Ｎａは、胃の中で一緒になると、化学反応を起こして、ニトロソアミンという強い発がん性物質に変化するのです。したがって、亜硝酸Ｎａが添加されたタラコや明太子を食べると、胃の中でニトロソアミンができる可能性があるのです。

これまで亜硝酸塩（亜硝酸ナトリウムは亜硝酸塩の一つ）とアミンを動物に一緒に投与した実験では、胃でニトロソアミンができて、その動物にがんができることが証明されています。胃の中は胃酸が分泌されて、酸性の状態になっているので、化学反応が起こりやすいのです。

ただし、タラコや明太子に添加されている亜硝酸Ｎａの量は、前述のようにごく微量であり、したがって胃の中でニトロソアミンができたとしても、その量はごくごく微量です。「そんな少ない量を問題にして、怖がっても意味がない」という意見もあります。確かに微量のニトロソアミンが、どの程度の影響をおよぼすかは分かりません。

しかし、発がんは細胞や遺伝子というミクロの世界で起こる現象であり、発がん性物質がごく微量だからといって、心配ないとは言い切れません。また、今や3人に1人ががんで死亡しているという事実があり、その一因が発がん性のある化学物質であることは間違いないでしょう。そう考えると、できるかぎり発がん性のある化学物質は摂取しないようにすべきという考えを持たざるを得ないのです。

梅おにぎりの添加物は安全か？

たたき梅や練梅の入ったおにぎりの場合、以前のように「赤色102号」などの合成着色料は使われなくなりましたが、「調味料（アミノ酸等）」や甘味料の「ステビア」などはいまでも使われています。「調味料（アミノ酸等）」は前にも書いたようにL－グルタミン酸ナトリウムと見てまず間違いありません。

L－グルタミン酸ナトリウムは、これまでの動物実験ではそれほど毒性が強いという結果は出ていませんが、一度に大量に摂取すると、「中華料理店症候群」という一種の過敏症を起こすことがあります。これは、首から腕にかけてのしびれや灼熱感、さらに全身の緊縛感やだるさを感じるというものです。アメリカのボストン近郊の中華料理店で、約3gものL－グルタミン酸ナトリウムの入ったワンタンスープを食べた人に、こうした症状が現われたため、この名が付けられました。また、L‐グルタミン酸ナトリウムを取りすぎると、高血圧の原因となる塩分（ナトリウム）のとりすぎにもなるので注意が必要です。

甘味料のステビアは、キク科のステビアから抽出された天然の甘味成分です。以前から妊娠障害を起こすとの指摘がありましたが、近年それは否定される傾向にあります。しかし、EU（欧州連合）委員会は、1999年、ステビアが体内で代謝されてできた物質（ステビオール）が雄の精巣《せいそう》への影響があり、繁殖毒性が認められたとして使用を承認しないことを決めました。その後、もう一度安全性について検討が行われ、同委員会は、2011年12月から、体重1kgあたり4mg以下の摂取に抑えるという条件付きで、ステビアの使用を認めました。

ステビアは天然系の添加物なので、それほど心配ないという意見もありますが、天然系だからといって必ずしも安全とはいえません。たとえば、セイヨウアカネという植物の根から作られていた「アカネ色素」は、以前は食品添加物としての使用が認められていたのですが、動物実験で発がん性が認められたという理由で、2004年10月に使用が禁止されました。

スパゲティにもあぶない添加物が

女性に人気のあるスパゲティは、コンビニでも重要なアイテムになっていて、各種各様のパック入りスパゲティが売られています。しかし、スパゲティの上に載った具材には、さまざまな添加物が使われているので注意が必要です。

問題なのが、明太子やタラコが使われたスパゲティです。おにぎりと同様に、それらには発色剤の亜硝酸Ｎａが添加されているからです。したがって、おぎにりのところで指摘したのと同じ問題があります。

また、ハムやベーコン、ウインナーソーセージが具材に使われているスパゲティにも発色剤の亜硝酸Ｎａが含まれています。

ハムやベーコンに添加される亜硝酸Ｎａの量は、タラコや明太子よりも多くなっています。使用制限が少しゆるいからです。その残存量の限度は、原料１kgに対して０・07ｇです。タラコに比べて10倍以上多いのです。タラコの場合、アミンがたくさん含まれているので、それだけ規制が厳しいと考えられます。

しかし、食肉にもアミンが含まれているので、胃の中でニトロソアミンができる可能性があります。さらにハムやベーコンなどにすでにニトロソアミンができている可能性もあります。これまでに食肉製品からニトロソアミンがしばしば検出されているケースがあるからです（泉邦彦著『発がん物質事典』合同出版刊）。

実際に、こうしてできるニトロソアミンがどれだけがんの危険性を持っているのかは分かりません。しかし、こうした事実が分かっている以上、私などは市販のハムやベーコンを食べる気になれず、したがってハムやベーコンが具材に使われたスパゲティも食べる気にはなれないのです。

スパゲティには亜硝酸Ｎａ以外にも、数多くの添加物が使われていますが、弁当と共通のものがすくなくありません。「調味料（アミノ酸等）」、「ｐＨ調整剤」、「酸味料」、「グリシン」。これらは同様に味付けや保存性の向上の目的で使われています。このほか、「増粘多糖類」、「酸化防止剤（Ｖ．Ｃ）」、「ベニコウジ色素」などの天然着色料が使われた製品もあります。

サンドイッチにも多くの添加物が

サンドイッチもスパゲティと並んで女性に人気のある商品です。もちろん男性も好んで食べますが。しかし、これらにもハムが使われている製品が多いので、スパゲティと同様な問題があります。

また、サンドイッチにはほかにもさまざまな具材が使われており、それらに数多くの添加物が使われています。共通なものとしては、「調味料（アミノ酸等）」、「酸化防止剤（Ｖ．Ｃ）」、「増粘剤」、天然着色料などがあげられます。

普段私はコンビニで売られているサンドイッチは食べません。とにかく添加物が多いからです。写真11は、ミニストップで売られている「テリたまサンド」の裏面にある原材料表示です。「乳化剤」以下は、すべて添加物です。

このサンドイッチにはハムは使われていません。それで試しに食べてみました。味はなかなかよくておいしいのですが、食べ終わった後に口の中に何となく違和感があり、何かが残っているように感じられました。生協の無添加のパンを食べたときには得られない感覚です。

さらに消化管から何かが吸収されて、体全体に回っていって、体が少し熱くなるような奇妙な感覚を得ました。「そんなバカな」と笑う人もいるかもしれません。しかし、私の知り合いでもコンビニのサンドを食べると、同じような感覚を得ると言っていた人がいました。

「テリたまサンド」に使われている添加物は、一つ一つ見ていくと、それほど毒性はありません。それで食べてみたのですが、やはりこれだけ多くの添加物を一度に摂取すると、それらは化学物質であるがゆえに消化管で分解されにくく、分子量も小さいためにそのまま吸収されると考えられます。それで、奇妙な感覚を体に感じたのだと思います。

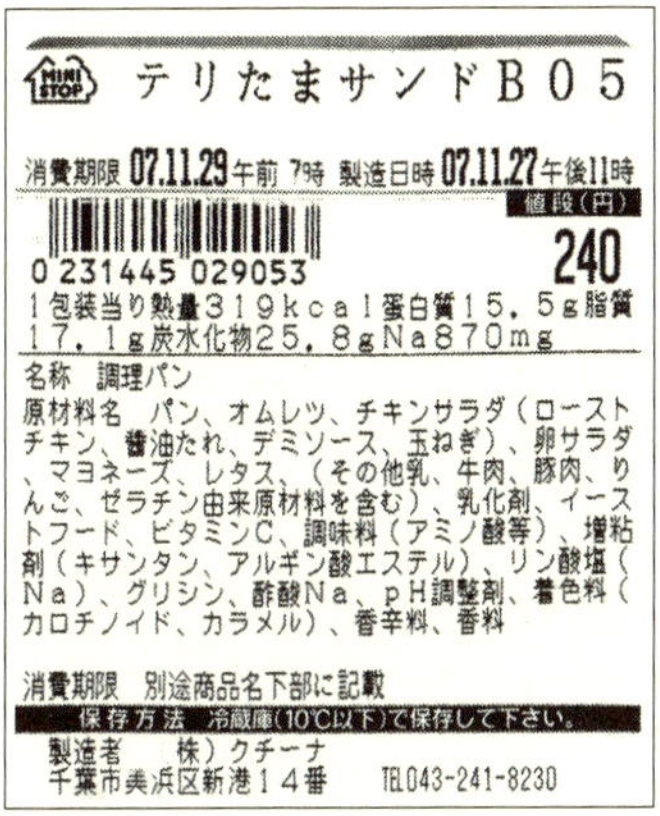

写真11

コンビニのサンドイッチを毎日食べている人は、毎日こういうことが体のなかで起こっているわけです。それが体にどういう影響をおよぼすかは定かではありませんが、私の感覚では異物が体全体に回るようで、体にとっては決して好ましいものではないように感じられました。

惣菜に使われる保存料

コンビニでは、一人暮らし向けの「ほうれん草ごま和え」や「ピリ辛エリンギ」、「松前漬」、「マカロニサラダ」などの惣菜がたくさん並んでいますが、それらには必ずといっていいほど「調味料（アミノ酸等）」という表示があります。また、一部には保存料のソルビン酸K（カリウム）が使われている製品があります。腐りやすいので、それを保存料で防いでいるわけです。

しかし、ソルビン酸Kには弱いながら毒性があります。ソルビン酸Kを1、2、5および10％の割合でえさに混ぜて、ラットに3カ月間食べさせた実験では、5％と10％群で初めの頃、体重の増え方が悪くなりました。また、ソルビン酸Kは、試験管内の実験で、変異原性（遺伝子に傷をつける毒性）のあることが分かっています。変異原性のある化学物質は、発がん性のある可能性があります。

食品をこうした化学物質によって、腐らなくするという安易な発想には、抵抗を感じざるを得ません。

私がそもそも食品添加物の安全性に疑問を持ったのは、この保存料がきっかけでした。二十代の前半に、千葉県・市川市のアパートで一人暮らしをしていましたが、近くのスーパーに買い物に行って、食品を見ていると、「合成保存料」という表示がやたらと多かったのです。この頃は、物質名表示が義務付けられておらず、「合成保存料」や「合成着色料」などの用途名が表示されているだけでした。

私はふと、「合成保存料とは何だろう？」と考えました。その頃はまだ食品添加物に関する知識はまったくありませんでしたから、ごく単純にその名称から考えられる性質を頭に思い描いたのでした。

保存料と酢の違い

「保存」とは、食品を長期間そのままの状態に「保つ」こと、すなわち腐敗を防ぐということです。腐敗とは、細菌やカビなどの微生物が、タンパク質やデンプンなどの栄養素を自己のエネルギー源とするために分解することです。その結果、腐敗して異臭を放ったりするわけです。つまり腐敗を防ぐというのは、微生物を殺す、あるいは繁殖を抑えて、そうした分解が起こらないようにすることです。

微生物も生物の一種であり、代謝を繰り返し、生命活動を維持しています。それを殺したり、増殖を抑えたりするわけですから、「合成保存料」はある意味では毒性物質です。そういうものが食品に添加されていいものなのか？　そんな素朴な疑問が湧き上がりました。そして、しだいに合成保存料の入った食品を避けるようになりました。

「お酢だって、細菌を殺すじゃないか」という人もいるかもしれません。確かにお酢、すなわち酢酸も細菌の繁殖を抑えて、食品の腐敗を防ぎます。お寿司のご飯に酢を混ぜるのは、味付けとともに保存性を高めるためです。

しかし、酢は昔から使われていて、人間に対する安全性が十分確認されているものです。一方、ソルビン酸Kなどの合成保存料は、近年食品に使われるようになったもので、そうした長い食の歴史に基づいて安全性が確認されているわけではありません。

また、酢の場合、保存性を高めるためにはご飯がすっぱくなるほど入れなければなりませんが、合成保存料の場合、食品の味が変わらないような微量で、非常に強い防腐効果を発揮する、すなわち微生物の繁殖を抑えるのです。こうした点が、従来から食されている酢と合成保存料とでは明らかな違いがあるのです。

塩素プールでジャブジャブのカット野菜

コンビニでは、透明のプラスチック容器に入ったカット野菜やサラダが売られていますが、それらは通常殺菌料の次亜塩素酸ナトリウムを溶かした水に浸されて洗われます。葉などに付着した細菌を殺して日持ちをよくし、食中毒の発生を防ぐためです。また、野菜の変色を防ぐ効果もあります。

次亜塩素酸ナトリウムは、遊泳プールの消毒にも使われているもので、塩素を遊離して、それが細菌を殺します。つまり、コンビニで売られるカット野菜は、塩素プールにジャブジャブ漬けられているのと同じなのです。

次亜塩素酸ナトリウムは、食品添加物の中で最も毒性の強いものです。ネズミ（マウス）に体重1kg当たり0・012g経口投与すると、その半数が死んでしまいます。ヒト推定致死量はわずか茶さじ一杯です。0・25％以上の濃度で混ぜた飲料水を、ラットに2週間続けて飲ませた、あるいは0・2％以上の濃度で13週間飲ませた実験では、著しく体重が減りました。また、次亜塩素酸ナトリウム（漂白剤としても使われる）を常用する洗濯業者に皮膚炎が見られたとの報告があります。

もちろん野菜を消毒する際には、次亜塩素酸ナトリウムの原液を使うのではなく、水で薄めて使うので毒性は弱まります。しかし、食品工場で野菜を洗浄している人が、目に刺激を感じて、その職場で働けなくなったという話を聞いたことがあります。

ふつうは野菜を消毒した後、水で洗い流しますが、洗い方が不十分であれば、次亜塩素酸ナトリウムが残留してしまうことになります。そうした野菜を食べれば、次亜塩素酸ナトリウムも摂取することになり、食道や胃の粘膜を刺激して、荒らすこともあると考えられます。

次亜塩素酸ナトリウムは、野菜などには残留しないという前提で使われているため、使われていても表示が免除されています。したがって、商品に表示されることはなく、消費者は使われていても分からないことになります。

次亜塩素酸ナトリウムが野菜に残っていた場合、独特の味がします。薬っぽいような、塩素臭いような、なんとも嫌な味です。おそらく体にとって、害があるからでしょう。もしカット野菜やサラダを食べて、こうした嫌な味を感じたら食べるのはやめたほうがよいでしょう。

3章

回転寿司店のお寿司は安心して食べられるのか

殺菌料が残っていた寿司と海藻

２００７年の夏、近くのスーパーで、トレイに載ったイカの握り寿司を買ってきて食べたところ、変な味を感じました。薬っぽい、消毒薬のような嫌な味です。

私は過去の経験から、すぐにその味が殺菌料の次亜塩素酸ナトリウム（78～79ページ参照）であることが分かりました。そこで、そのスーパーに電話すると、寿司を作った担当者が出てきて、まな板や包丁などの消毒に次亜塩素酸ナトリウムを使っていて、「それがイカに付いてしまったのでしょう。申し訳ありません」と謝りました。

スーパーの魚売り場や食肉売り場の前を通った際、プーンと鼻を突く臭いをかいだ経験のある人は少なくないと思います。消毒薬のような、漂白剤のような、そんな臭いです。次亜塩素酸ナトリウムで、調理器具を消毒しているからです。

このイカの握り寿司のような経験はほかにもあります。もう何年も前になりますが、京都に講演に出かけて、その帰りに新幹線の中で柿の葉寿司を食べているときのことでした。柿の葉寿司は添加物が少なく、味もよく、また柿の葉の殺菌力を利用することで保存料を使っていないため、私は好んで食べていました。

ところが、鯛の寿司を口に入れたとき、嫌な味がしたのです。すぐに次亜塩素酸ナトリウムであることが分かりました。そこで、新幹線の中からその会社に電話をしました。すぐに、社長さんが出てきたので、鯛の寿司に次亜塩素酸ナトリウムを使っていないか、たずねました。

すると相手は、鯛の場合、仕入れた段階ですでに次亜塩素酸ナトリウムが使われていることを認めました。その後、私の所にその社長さんから手紙が届き、今後今回のような残留が起こらないように改善を図っていく旨のことが書かれていました。

そのさらに数年前にも、似たようなことがありました。近くのスーパーで緑と赤と白の三色の海藻セットを買いました。体に良いと思って食べていたのですが、白い海藻を食べたときに嫌な味がしました。私は、表示にあった大分県の販売会社に電話をしました。すると、白い海藻には次亜塩素酸ナトリウムを使っていることを認めました。しかし、その表示はまったくありませんでした。

次亜塩素酸ナトリウムは、食品添加物としての使用が認められていますが、実は家庭用の漂白剤やカビ取り剤にも使われています。「ハイター」「キッチンハイター」(花王)や「カビキラー」(ジョンソン)の主成分は、次亜塩素酸ナトリウムです。こうした化学物質が、食品にもバンバン使われていることに違和感を覚えるのは私だけでしょうか。

変な味がしたあわび

次亜塩素酸ナトリウムは、回転寿司の店でも使われているようです。東京都新宿区にある回転寿司店に入ったときのことでした。そこは高級ねたをウリにしていて、あわびが好きな私は、さっそくあわびの握りが二個載った皿を取って、一つを口の中に放り込みました。すると、あの嫌な味がしたのです。

すぐに私はトイレに駆け込み、それを吐き出しました。近くに座っていた客や寿司を握っていた人は何事かと驚いた顔をしていましたが、仕方がありません。私はトイレから出てきて、すぐに勘定を済ませると、その店をでました。

そのあわびには次亜塩素酸ナトリウムが使われていたのは間違いありません。食品添加物は生鮮物には使えないことになっていますが、あわびを味付けして袋に入れれば加工品になりますから使えることになります。保存の目的で添加されていたのでしょう。おそらくその回転寿司店に納入される前の加工の段階で、すでにあわびに添加されていたのだと思います。

東京駅のなかの回転寿司店でも似たような経験をしました。マグロの握りが二つ載った皿を取って、一つを食べたとき、やはり次亜塩素酸ナトリウムの味がしました。マグロはその場できられていたので、この場合は、おそらくまな板の消毒に使った次亜塩素酸ナトリウムが残留していたのだと思います。

回転寿司店の場合、大量のお寿司を作って販売しています。それだけ食中毒などを起こすリスクも高いわけで、どうしても過剰防衛になって、消毒に次亜塩素酸ナトリウムがたくさん使われてしまうのだと思います。

もちろん次亜塩素酸ナトリウムを使っていない回転寿司店もあると思います。また、使っても水できれいに洗い流して残留しないようにしているお店もあると思います。ただ、私が入ったようなお店があるのも事実なのです。

回転寿司のお店ばかりではありません。家の近くの通常の寿司店に入ったときのことでした。握りのセットを頼んで、けっこうおいしく食べていたのですが、ゆでた車えびの握りを食べたとき、またあの嫌な味がしました。おそらく寿司店が仕入れる前の段階で、保存性を高める目的でえびに次亜塩素酸ナトリウムが使われていたのだと思います。

レストランでも密かに使われている

次亜塩素酸ナトリウムは、レストランでも密かに使われています。東京都荒川区にあるスペイン料理の店に、ある出版社の女性編集者と入ったときのことでした。彼女はそのお店に何度か来ているらしく、なれた感じでいくつか料理を注文し、最後に代表的なスペイン料理であるパエリアを注文しました。

注文した料理が次々に出てきて、最後に大きなサラに盛られた黄色いパエリアがテーブルの上にドンと置かれました。ところが、その臭いをかいで驚きました。次亜塩素酸ナトリウムの臭いがプンプン漂っていたのです。

パエリアはご存知のようにエビやイカ、ムール貝などを使った混ぜご飯ですが、これらの食材は最も痛みやすく、食中毒を起こしやすいものです。そのため、どうやら次亜塩素酸ナトリウムの液に漬けてあったようです。

私は、「これはちょっと臭いですよ。食べるのは止めた方がいいと思います」といいましたが、女性編集者はこのパエリアを何度も食べているらしく、「そうですか？　いつもこんなものですよ」と一人で全部パクパク食べてしまいました。

これには驚いたのですが、この例でも分かるように意識していないと、次亜塩素酸ナトリウムが残っていても分からないのです。おそらく同じように知らずに食べている人は少なくないのではないかと思います。そういう人は、自分でも気付かないうちに胃が荒れているかもしれません。

このほか、家の近くの割と高級なレストランで食事をした際にも、エビ料理を口にしたとき、やはりこの嫌な味がしました。多分仕入れた食材にすでに次亜塩素酸ナトリウムが使われていたのだと思います。

また、ラーメンの上に載っているメンマに次亜塩素酸ナトリウムが残っていたこともありました。これは、東京都内のいくつかの店でありました。メンマはほとんど中国から塩漬けになったものが輸入されますが、さらに保存性を高めるために次亜塩素酸ナトリウムが使われているのだと思います。

次亜塩素酸ナトリウムの場合、それを食品に使っても、残留しないという理由で表示が免除されています。それをいいことに業者は安易に次亜塩素酸ナトリウムを使っているようです。しかし、実際には食品に残留していて、消費者は知らない間にそれを食べてしまっているのです。

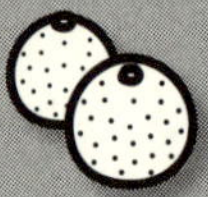

4章

グレープフルーツ、レモン、オレンジはなぜカビないか

防カビ剤認可をめぐる理不尽

スーパーの果物売り場に行きますと、たいてい大粒のグレープフルーツ、レモン、オレンジが山のように積まれています。これらは主にアメリカから輸入されたものです。最近ではイスラエルや南アフリカなどから輸入されたものも増えています。

いずれの産地にせよ、日本からは遠く離れています。したがって、収穫されたそれらの実は、船で運ばれてきた場合、日本に着くまでに数週間かかります。その間に、腐ったり、カビが生えるということが起こります。それを防ぐために使われているのが、「防カビ剤」の「ＯＰＰ（オルトフェニルフェノール）」や「ＴＢＺ（チアベンダゾール）」などです。

ＯＰＰの使用が日本で認可されたのは、１９７７年ですが、その認可をめぐっては、アメリカ政府との激しい「綱引き」がありました。

その二年前の１９７５年４月のこと、当時の農林省が、アメリカから輸入されたグレープフルーツ、レモン、オレンジの検査を行なったところ、グレープフルーツからＯＰＰが検出されました。この当時、アメリカではＯＰＰがカビの発生を防ぐ目的で使われていたのですが、日本では食品添加物として使用が認められていませんでした。つまり、食品衛生法に違反していたのです。

そこで、旧・厚生省は輸入した業者に対して、違反しているかんきつ類を廃棄することを命じたため、それらは海に捨てられました。ところが、アメリカ国内では、この処置に対して怒りの声が沸き上がりました。それは当然のことかもしれません。アメリカでは流通が認められている果物が、日本で拒否され、廃棄されたのですから。

アメリカ政府は、ＯＰＰの使用を認めるように日本政府に圧力をかけてきました。当時の農務長官や大統領までもが、日本政府の首脳にＯＰＰを認可するように迫ったのです。ＯＰＰは、かんきつ類を船で輸送する際に発生する白カビを防ぐのにどうしても必要だったからです。

この頃、日米間では貿易摩擦が起こっていました。日本から自動車や電化製品が大量に輸出され、貿易のアンバランスが生じていたのです。アメリカ政府は、その見返りにかんきつ類の輸入を求めていました。もし、日本政府がＯＰＰを認可せず、アメリカ側がかんきつ類を輸出できなくなれば、アメリカ政府は日本の自動車や電化製品の輸入を制限する可能性がありました。

そこで、ＯＰＰを認可するか否かは、「高度な政治判断」に委ねられることになり、結局、1977年4月にその使用が認可されたのです。その際、ＯＰＰにＮａ（ナトリウム）を結合させたＯＰＰ‐Ｎａも一緒に認可されました。

発がん性が分かっても禁止せず

日本では、実はＯＰＰは1955年に農薬としての使用が認められた化学物質なのです。1969年に登録が取り消されて使えなくなるまで、殺菌剤として使われていました。農薬は昆虫や細菌を殺したり、雑草を枯らすなど毒性の強い化学物質です。それを食品添加物として認めるのはおかしい。誰もがそう思うはずです。お役人の中にもそう感じる人たちがいました。東京都立衛生研究所（現・東京都健康安全研究センター）の研究者たちです。

彼らはＯＰＰの安全性に疑問を抱き、動物を使ってその毒性を調べる研究を行ないました。その結果、ＯＰＰを1・25％含むえさをラットに91週間食べさせた実験で、83％という高い割合で膀胱がんが発生したのです。

東京都立衛生研究所といえば、地方公共団体の研究所の中でも規模が大きく、最も実績のあるところです。そこが、こうした実験結果を発表したのですから、本来なら厚生省はそれを受けて、ＯＰＰの使用をすぐに禁止すべきです。

ところが、厚生省はそうした措置をとりませんでした。「国の研究機関で追試を行なう」などと言って、その結果を棚上げにしてしまったのです。そして、追試した結果、がんの発生は認められなかったとして、結局、OPPを禁止しませんでした。そのため、OPPはいまでもグレープフルーツやレモン、オレンジなどに使われているのです。

この際、政治的な判断が働いたであろうことは容易に想像できます。アメリカ政府は強い圧力をかけて、やっと日本政府にOPPの使用を認めさせました。そして、かんきつ類の輸出ができるようになりました。そんな状況の中で、日本政府が、「発がん性が認められた」という理由でその使用を禁止したら、貿易摩擦が再燃するのは火を見るより明らかです。それを日本政府は避けたかったのでしょう。しかし、その結果、私たち日本人がOPPの脅威にさらされることになったのです。

新たな防カビ剤が使われることに

OPPが認められた翌年の1978年、TBZも防カビ剤として認可されました。OPPとTBZを併用すると防カビ効果が一段と高まります。スーパーに売られているオレンジの袋を一度見てください。たいてい小さな文字で、OPP、TBZと表示されているはずです。

しかし、TBZは1972年に農薬としての使用が認められ、いまでも殺菌剤として使われているものなのです。東京都立衛生研究所の研究者たちは、TBZも危険性が高いと判断し、動物実験を行ないました。

その結果、マウス（ハツカネズミ）に対して体重1kg当たり0・7〜2・4gを毎日経口投与した実験で、お腹の子どもに外表奇形と骨格異常（口蓋裂、脊椎癒着）が認められました。また、妊娠ラットに対して体重1kg当たりTBZを1g1回だけ経口投与した実験でも、お腹の子どもに手足と尾の奇形が認められました。つまり、TBZには催奇形性があることが分かったのです。

ところが、厚生省はこの実験結果も無視しました。そのため、TBZは今でもOPPと同様に使用が認められているのです。

イマザリル認可の摩訶不思議

防カビ剤は、OPPとTBZ以外に、イマザリルとジフェニル（DP）が認可されています。イマザリルが認可されたのは1992年11月ですが、その経緯が摩訶不思議《まかふしぎ》なのです。

その当時、輸入作物のポストハーベスト（収穫後の農薬使用）が問題になっていました。この問題に取り組んでいた市民グループの日本子孫基金では、その数年前から外国産の農産物の残留農薬を調べていて、アメリカから輸入されたレモンに殺菌剤のイマザリルが残留していることを突き止めました。アメリカでは、イマザリルが農薬として、収穫後のレモンなどに使われていたのです。

しかし、日本ではイマザリルは農薬としても食品添加物としても認められていませんでした。つまり、このレモンは明らかに食品衛生法に違反していたのです。

本来なら、イマザリルが残留したレモンは、破棄されるべきです。ところが、当時の厚生省が何をしたかというと、何とイマザリルをすぐに食品添加物として認可してしまったのです。すなわち防カビ剤として、輸入のかんきつ類に使用できるようにしてしまったのです。

これにはビックリしました。あいた口がふさがらないというのはまさにこのことです。何が何でも、アメリカからのかんきつ類の輸入を継続させたいという日本政府の強い意図が感じられました。

前にレモンからOPPが見つかったとき、OPPが食品添加物に認められていないと言う理由で、厚生省はそれを廃棄することを命じました。ところが、アメリカ政府から強い抗議を受けて、結局OPPを認めざるを得なくなりました。厚生省の役人たちは、同じことを繰り返したくなかったのでしょう。しかし、アメリカ政府から文句を言われるのを恐れて何でも簡単に認可してしまったのでは、とても国民の健康を守ることなどできないでしょう。

その他の防カビ剤の毒性

イマザリルは海外ではもともと農薬として使われている化学物質であり、毒性の強いものです。イマザリルをラットに対して、体重1kg当たり0・277～0・371g経口投与すると、その半数が死んでしまいます。急性毒性は中程度で、ヒト推定致死量は20～30gとなります。食品添加物の中では、急性毒性が強いほうです。

さらに、イマザリルを0・012、0・024、0・048%含むえさをマウスに長期間食べさせた実験では、運動量の増加が認められ、また生まれた子どもでは、授乳期に体重が増えにくくなり、神経行動毒性が認められました。国際化学物質安全性計画（IPSC）が作成した国際化学物質安全性カード（ICSC）には、「肝臓に影響を与え、機能障害や組織損傷を起こすことがある」とあります。

つまり、かんきつ類に残留したイマザリルを摂取し続ければ、神経や肝臓への悪影響が心配されるのです。こうした化学物質を、十分な審査もせずに認可してしまってよいものなのでしょうか。当時の厚生省のやり方には強い疑問と憤りを感じます。

もう一つの防カビ剤・ジフェニルにも強い毒性があります。ラットに対して、ジフェニルを0・25%および0・5%含むえさを食べさせ続けたところ、60週頃から血尿が出始め、死亡するラットが多く見られました。解剖して調べたところ、腎臓や膀胱に結石ができたために血尿になったことが分かりました。

さらに、ラットに対して、ジフェニルを0・001〜1%含むえさを750日間与えた実験では、1%群では赤血球のヘモグロビン値が低下し、0・5%群と1%群では、尿細管の萎縮や尿細管拡張など腎臓への悪影響が認められました。

防カビ剤は、カビの発生を抑えたり、腐敗菌の繁殖を防いだりします。それだけ細胞に対して強い毒性を持っているということです。そして、その毒性が人間にも現われる可能性があるということです。

かんきつ類に残留する防カビ剤

市販のグレープフルーツ、レモン、オレンジには、防カビ剤が残留しています。東京都立衛生研究所ではOPPが認可された1977年から、市販のかんきつ類に残留したOPPの量を調べています。その結果、81年までの5年間では、グレープフルーツが平均値1・4ppm、最大値4・0ppm、レモンが平均値2・3ppm、最大値5・8ppm、オレンジが平均値2・2ppm、最大値6・5ppmでした。

1章でも書いたようにppmとは、100万分の1を表す濃度の単位です。100万分の1といわれてもなかなかその量を想像できないと思いますが、%と比較すると少しは分かりやすくなります。1%は100分の1です。その1万分の1が100万分の1ということになりますから、1ppm＝0・0001%ということになります。

ずいぶん少ない量のように思えますが、化学物質の場合、こんな少ない量でも影響が現われるのです。たとえば、水道水には塩素が必ず溶けていますが、わずか0・2〜0・3ppm違っただけでも、塩素臭を感じたり、感じなかったりするのです。

同衛生研究所では、その後も毎年かんきつ類に含まれるOPPの残留量を調べています。1998年の場合、グレープフルーツの最大値が0・3ppm、レモンが同1・79ppm、オレンジが同6・9ppmでした。いずれもアメリカ産です。イスラエル産のスィーティー（グレープフルーツとブンタンをかけ合わせたもの）は、97年の調査で最大値が0・03ppmでした。

減っているようにも見えますが、オレンジの最大値は前出の5年間よりも高くなっているので、そう一概にはいえないようです。間違いなくいえることは、引き続き輸入されたかんきつ類にはOPPが使われ、残留しているということです。

これらの値は、皮も果肉も含めた全体に含まれるOPPの量です。では、果肉にはどの程度ふくまれるのでしょうか。同研究所の97年の調査では、レモンの果肉で最大値が0・01ppm、オレンジの果肉が同0・01ppmでした。全体に含まれる値に比べれば少なくなっていますが、果肉にも残留していることにショックを受けた人も多いと思います。

かんきつ類の加工品にもOPPが残留していることがあります。イギリス産のグレープフルーツマーマレードから0・17ppm、国産のオレンジマーマレードから0・33ppm検出されたことがあります。

妊娠女性は要注意！

今も東京都健康安全研究センターでは、毎年かんきつ類に残留したOPPやTBZを調べています。では、2013年度に調べられた最新のデータを見てみましょう。

・グレープフルーツ

アメリカ産2サンプルと南アフリカ産5サンプルを調べました。アメリカ産の場合、2サンプルからTBZとイマザリルが1サンプルからOPPが見つかりました。TBZは果肉からも見つかっています。

南アフリカ産の場合、2サンプルからTBZ、4サンプルからイマザリルが見つかりました。イマザリルは果肉からも見つかっています。

・レモン

アメリカ産2サンプルとチリ産2サンプルを調べました。アメリカ産の場合、2サンプルからTBZが、1サンプルからイマザリルが見つかりました。TBZとイマザリルは果肉からも見つかっています。

チリ産の場合、2サンプルからイマザリルがみつかり、それは果肉からも見つかりました。

・オレンジ

アメリカ産6サンプル、オーストラリア産4サンプル、南アフリカ産1サンプルを調べました。アメリカ産の場合、全サンプルからTBZとイマザリルが見つかり、それらは果肉からも見つかりました。オーストラリア産も全サンプルからTBZとイマザリルが見つかり、それらは果肉からも見つかっています。南アフリカ産は、TBZとイマザリルが見つかり、イマザリルは果肉からも見つかりました。

・スィーティ

イスラエル産2サンプルとアメリカ産1サンプルが調べられました。イスラエル産2サンプルからTBZとイマザリルが見つかり、それらは果肉からも見つかっています。アメリカ産もTBZとイマザリルが見つかり、TBZは果肉からも見つかりました。

こうした事実をほとんどの消費者は知らないようです。そして、知らないうちにOPPやTBZ、イマザリルなどを摂取してしまっているのです。これによって、がんや先天性障害の発生するリスクが高まっていることは十分考えられます。したがって、できるだけ輸入のかんきつ類は食べないほうがよいのです。とくに妊娠女性は要注意です。

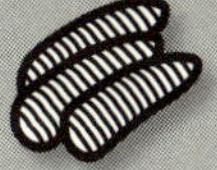

5章

カズノコはなぜ「黄金色」をしているのか

カズノコに使われる発がん物質

昔はカズノコといえばぜいたく品で、お正月以外はなかなか口にできませんでした。しかし今は、安い輸入物が大量に日本に入ってくるため、一年中食べられるようになりました。ただ、気になるのは、あのあまりにもきれいな色です。スーパーの魚売り場にはたいてい立派なカズノコが並んでいますが、汚れひとつない鮮やかな薄黄色、すなわち「黄金色」をした商品がほとんどです。

カズノコはニシンの卵子です。それは本来薄茶色をしていて、それほどきれいにはみえません。血がついていることもあります。なぜ、市販のパック入りカズノコは透明感のある「黄金色」をしているのでしょうか？

当然ながら、なにか添加物が使われているのでは？と思いますが、パックのどこを見ても添加物の表示はありません。しかし、実際には「過酸化水素」という添加物が使われているのです。これにはひじょうに強い漂白作用があります。だから、あのようにきれいな色をしているのです。過酸化水素？　どこかで聞いた名前ではありませんか。そうです。消毒薬のオキシフルの成分です。過酸化水素は活性酸素を発生させ、それが細菌の細胞を破壊して殺すのです。活性酸素は色素も壊すので、強烈な漂白作用も持っています。それを利用して、カズノコをきれいにしているのです。しかし、実は過酸化水素には発がん性があるのです。

禁止された過酸化水素

１９８０年のまだ正月気分が抜けきらない1月11日、旧・厚生省は「過酸化水素に発がん性があることが分かったので、食品に可能な限り使用しないように」という通達を食品業界に行ないました。

同省の助成金による動物実験で、発がん性が確認されたからです。その実験とは、０・１および０・４％の濃度に溶かした過酸化水素水をマウスに74日間飲ませたところ、十二指腸にがんが発生したというものでした。人間にも十二指腸があるので、同様な危険性があるわけです。

しかし、困ったのは食品業者でした。この頃、過酸化水素は漂白剤や殺菌料として、ゆでめんやかまぼこ、カズノコなどに使われていたからです。業界は混乱し、この通達によってこうむった損害を、日本政府に賠償するように要求した食品業者もありました。

こうした動きに厚生省はうろたえてしまい、内部では、「過酸化水素を使ってもよいが、製品に残存しないように」と、規制を後退させる意見が出されました。

ところが、過酸化水素が残存しているかどうかを調べるのは難しく、当時はまだその技術が確立されていませんでした。結局、残存しないことを確認できないことが分かり、事実上の使用禁止となったのです。

これで一番困ったのはカズノコ業者でした。ゆでめんやかまぼこなどは、ほかの食品添加物を使うことで対応できましたが、カズノコの場合、きれいに漂白する、代わりの添加物が見つからなかったのです。それだけ過酸化水素の漂白作用は強烈ということでしょう。

そこで、業界をあげて過酸化水素を取り除く研究が始まりました。そして、翌年にはその技術が開発されました。それは、かずのこを漂白したあとに残った過酸化水素を、「カタラーゼ」という酵素で分解し、取り除くという方法でした。結局のところ、厚生省は、「最終食品の完成前に分解または除去すること」という条件の下に使用を認めたのでした。

市販カズノコから発がん物質を発見

「それなら安心！」と思っている人もいるかもしれません。いかに発がん物質とはいえ、まったく残っていなければ問題ないでしょうから。ところが、私などは「本当にすべて分解されているの？」という疑いを持ってしまうのです。

そこで、1995年と少し古い話になるのですが、私は福音館書店発行の月刊誌『母の友』11月号にカズノコに関する記事を書いた際に、市販のカズノコを独自に調査したことがありました。調べたのは次の4製品です。

1・小田急百貨店（東京都新宿区）の「塩数の子（1995年3月28日加工）

2・丸正食品（東京都渋谷区）の「味付け数の子」

3・ヨークマート（東京都港区）の「味付数の子」（1995年4月4日加工）

4・東武百貨店・船橋店（千葉県船橋市）の「塩数の子」（1995年4月6日加工）

購入したこれらの製品を、財団法人・日本食品分析センターに持参して、過酸化水素が残っていないか調べてもらいました。

その結果、東武の「塩数の子」とヨークマートの「味付数の子」から、0・2ppmの過酸化水素が検出されたのでした。これは、食品衛生法に違反していることになり、製品の回収ということにもなりかねない重大な事実です。

残りの二製品は、検出限界値（0・1ppm）以下でした。

なお、ヨークマートの「味付数の子」は新潟県の加工業者から、東武百貨店の「塩数の子」は、北海道の加工業者から仕入れたものでした。

慌てた厚生省

私はすぐにこの結果を、厚生省・食品化学課に報告しました。厚生省がどういう対応をするのか、見たかったのです。

通常はこうした報告があっても、お役所の反応は鈍いものです。保健所や都道府県の研究所が調査したのならともかく、一民間人が調べた結果ですから、そういう事実に対してはたいてい役人は冷淡なのです。

しかし、この時は違っていました。すぐに厚生省の担当者が日本食品分析センターに事実の確認を行ない、次に東武船橋店とヨークマートに連絡し、問題のカズノコを出荷した加工業者を聞きだしたのです。さらに北海道と新潟県の食品衛生担当部局に連絡し、それらの加工業者を調査するように指示したのです。

厚生省はもしこの事実が公表されて、カズノコに過酸化水素が残っているというニュースがテレビや新聞などで流されたら一大事と感じたのかもしれません。これは過酸化水素の使用を認めていることに対して、ある種の「やましさ」を感じているからかもしれません。

しばらくして、私は厚生省の担当者に会って話を聞きました。すると、こんな答えが返ってきました。

「北海道では、水産物加工協同組合連合会の指導によって、加工業者が自主的に過酸化水素の残留を検査するシステムができているんです。そこで、東武から聞き出した加工業者を管轄の保健所が調べて、きちんと検査が行なわれていることや過酸化水素が検出されていなかったことを確認しています。ヨークマートの方は、新潟県の環境衛生課に連絡し、管轄の保健所が業者に問い合わせたところ、過酸化水素は使っていないということでした。また、以前の加工前の数の子を調べたが、検出されなかったと聞いています」

結局、問題のカズノコに過酸化水素が残留している事実は確認できなかったということで、厚生省は販売禁止や製品回収の措置を取ることはありませんでした。

カズノコ加工の実態

私は、本当に保健所が加工業者を調べたのか確認すべく、北海道に向かいました。

かつて北海道はニシンの宝庫でした。小樽市を中心とした西岸地区には漁港が栄え、ニシン漁で賑わい、数の子の加工工場がたくさんありました。

しかし現在では、カズノコのほとんどはカナダやアメリカなどから輸入されたものです。ニシンのまま、あるいはカズノコとして輸入され、国内の販売用に加工されて出荷されています。加工業者は、今も西岸地区に多いのです。

これらの加工業者を取り仕切っているのが、北海道水産物加工協同組合連合会です。同連合会では、1980年に過酸化水素の発がん性が問題になり、翌年にそれを除去する方法が開発された際に、その方法を加工業者に指導しました。

　同連合会では、過酸化水素を扱う技術者がいるなどの条件を満たした加工業者を指定工場として認定し、「数の子製造マニュアル」に従って、加工を指導したのです。その製造工程は、原料原卵→洗浄・水切り→過酸化水素処理→塩水洗浄→カタラーゼ処理→塩水洗浄→塩固め→水切り→製品検査、というものです。

　過酸化水素処理は、過酸化水素を0・5〜1・5%含む塩水に原卵を72時間〜120時間浸漬《しんし》するというものです。つまり、過酸化水素の溶液に、三日間から五日間漬けて、漂白するわけです。これはかなり長い時間です。過酸化水素がカズノコにしみ込むことが考えられます。

　一方カタラーゼ処理は、塩水に所要量のカタラーゼを加えて、そこに過酸化水素処理後の原卵を72時間以上浸漬するというものです。これによって、残留した過酸化水素がカタラーゼに触れることで、分解されるというわけです。

　同連合会の担当者は、私にこう説明しました。

「加工処理された塩数の子は、業者がサンプルを抜き取って北海道水産物検査協会に送り、そこで検査されます。サンプルの数は加工処理した量によって決められています。そして検出限界値（0・1ppm）以下であった場合、合格とし、加工処理した数の子の量に応じて、加工連が必要な分の認証シールを配布します」

　このシールが貼られていることで、過酸化水素が残留していない保証になるというのです。こうした検査は、指定工場ではどこでも同じように行なわれており、指定工場以外の加工業者が塩数の子を出荷するのは、実際上不可能とのことでした。

ただし、一年に4~5件の割合で過酸化水素が検出され、それらは加工業者によって、もう一度カタラーゼで処理が行なわれ、再度検査に出されるとのことでした。

どの工場でも基本的には同じようにカズノコがカタラーゼで処理されているのでしょうが、時には浸漬時間が短くなるなど処理が不十分で、過酸化水素が残ってしまうケースがまったくないとはいえないでしょう。抜き取り検査の割合は500kgについて1検体と非常に少ないので、検査を素通りしてしまうことは十分考えられます。そうした製品がデパートの店頭に並んだとはいえないでしょうか。

市販のカズノコは安全か

さらに加工業者を調べた保健所を管轄する、北海道の食品衛生課の担当者を取材しました。すると、次のような説明が返ってきました。

「もし保健所が調べて過酸化水素が検出されたということなら、業者を調べるということもできるのですが、一般の方が調べた場合は調査しにくいんです。しかし今回は厚生省のほうから連絡があり、業者の名前を具体的に言ってきましたので、管轄の保健所に連絡し、係官がその加工業者の所に行って、該当すると思われるカズノコの検査データを見せてもらいました。しかし検出されていたものはありませんでした」

しかし、これは当たり前なのです。加工業者はサンプルを検査し、検出されなかったことを確認したものを出荷しているのですから。だから、いくら過去の記録を調べても、検出されたというデータが残っているはずがないのです。問題なのは、過酸化水素が十分に除去されていないカズノコが検査の目をすり抜けて、出荷されてしまったのではないかということなのです。さらに担当者はこう付け加えました。

「これは厚生省の通知にも書かれていることなんですが、カズノコの場合、輸送や貯蔵で時間がたつと、その油分が酸化して過酸化脂質ができることがあり、それが検査で過酸化水素として検出されることがあるんです。厚生省では、検出値が0・5ppmくらいまでだったら、そのケースである可能性が高いと言っています。したがって今回もこのケースと考えられ、まったく問題ないと判断しています」

しかし、カズノコを調べた日本食品分析センターの技術官は、検出された0・2ppmは90%以上の確立で過酸化水素であると自信を持って言いました。

前の担当者が言うように0・5ppmまでは、過酸化水素か過酸化脂質かはっきりしないということで、出荷されたものが回収もされないということでは、過酸化水素が残留している可能性のあるカズノコが市場に出回ってしまうことにならないでしょうか。

2007年の暮れのことです。都内のある和食料理店で食事をしたのですが、その際弁当風の器に小さなカズノコがのっていました。それを口に入れた途端、消毒薬のような味がしました。生協から買っている味付けカズノコとは明らかに違う味でした。

また、スーパーで売られている塩カズノコも同様に消毒薬のような味がする時があります。おそらく過酸化水素が残っているのだと思います。

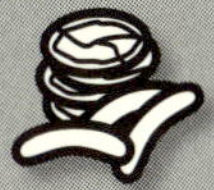

6章

ハム・ソーセージ、いくら・たらこはなぜ黒ずまないか

肉をピンク色にする毒性物質

牛肉や豚肉をしばらく冷蔵庫に入れておくと、しだいに黒ずんできます。とくに牛肉はどす黒い色になり、その色を見ると食欲が失せてしまいます。これは、牛肉や豚肉に含まれる血液色素のヘモグロビンや筋肉色素のミオグロビンが空気中の酸素と結合（酸化）して、黒くなってしまうからです。

ところが、スーパーやコンビニに並ぶハムやウインナーソーセージは、いつまでたっても黒ずむことはなく、とてもきれいなピンク色をしています。加工されているとはいえ、原料は豚肉です。真空パックされて空気と触れないように工夫された製品もありますが、普通のパックに入っ

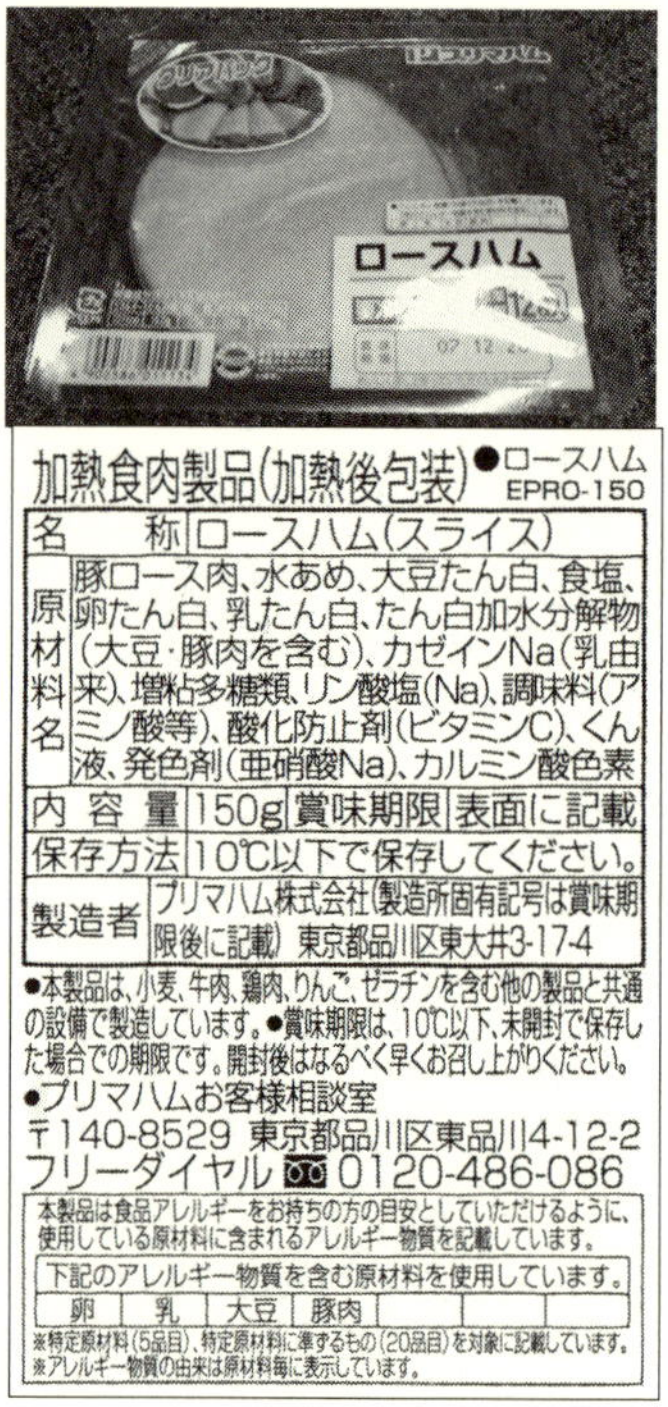

写真1

た、空気と触れている製品も少なくありません。ウインナーソーセージは袋に入っているため、空気と必ず触れています。にもかかわらず、なぜ黒くならないのでしょうか？

ハム製品の裏を見ると、豚肉以外にいろんなものが表示されていますが、その中に必ずといっていいほど「発色剤（亜硝酸Ｎａ）」とあります。これが、肉をいつまでも美しいピンク色に保つ添加物なのです。しかし、これは数ある添加物の中でも毒性が非常に強いものなのです。

大きな注射器でタンパクや添加物を注入

本来ハムを作るには、とても時間と手間がかかります。「塩せき」といって、塩を溶かした水に肉を何日間も浸し、さらにじっくりとくん煙しなければなりません。「塩せき」はハム作りで最も重要な工程で、肉に塩がしみ込んで保存性が高まり、味もよくなります。十分に「塩せき」

をするには、一般に一週間以上必要とされています。

しかし、これでは大量生産をすることはできません。そこで、塩水を大きな注射器のような機械で肉に注入するということが行なわれています。これで大幅に時間が短縮できるわけです。この塩水には、タンパク成分が溶かされていて、それも一緒に注入されます。市販のハムの原材料名を見ると、「乳たん白」や「卵たん白」などと表示されています。これがそうです。

豚肉は当然ながら、安くはありません。そこで、これらのタンパクを注入して嵩上げを図るわけです。肉に対して20～30％もの乳タンパクや卵タンパクなどが注入されているといいます。市販のハムは、水っぽくてしまりのない味がしますが、こうしたことが原因のようです。

この塩水にはほかにもいろんなものが溶かされています。写真1は、プリマハムの「ロースハム（スライス）」とその原材料名ですが、実はここに書かれた「豚ロース肉」以外のもの、すなわち「水あめ」以下の原材料はすべて塩水に溶かされているのです。「大豆たん白」、「卵たん白」、「乳たん白」などのタンパク。それから「カゼインNa」、「増粘多糖類」、「リン酸塩（Na）」「調味料（アミノ酸等）」、「酸化防止剤（ビタミンC）」、「カルミン酸色素」、そして問題の「発色剤（亜硝酸Na）」などの添加物。さらに「水あめ」や「たん白加水分解物」、「くん液」などもです。

どこの会社の製品にも多くの添加物が

カゼインNa（ナトリウム）は糊料《のりりょう》（増粘剤）で、粘り気を持たせたり、水分を保つために使わ

加熱食肉製品（加熱後包装）

名　　称	ロースハム（スライス）
原材料名	豚ロース肉、糖類（水あめ、砂糖）、卵たん白、食塩、植物性たん白、リン酸塩（Na）、調味料（アミノ酸）、酸化防止剤（ビタミンC）、発色剤（亜硝酸Na）、コチニール色素、香辛料、（原材料の一部に大豆を含む）
内 容 量	114g（38g×3）
賞味期限	表面右上記載
保存方法	10℃以下で保存してください
製 造 者	伊藤ハム株式会社 神戸市灘区備後町３－２－１ 製造所固有記号は表面の賞味期限の次に記載

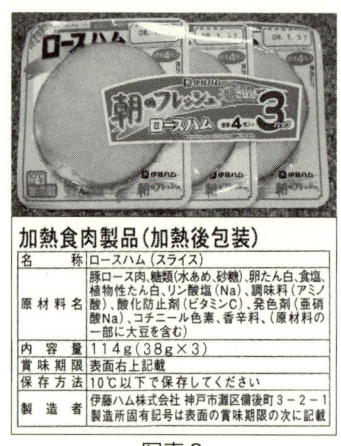

写真２

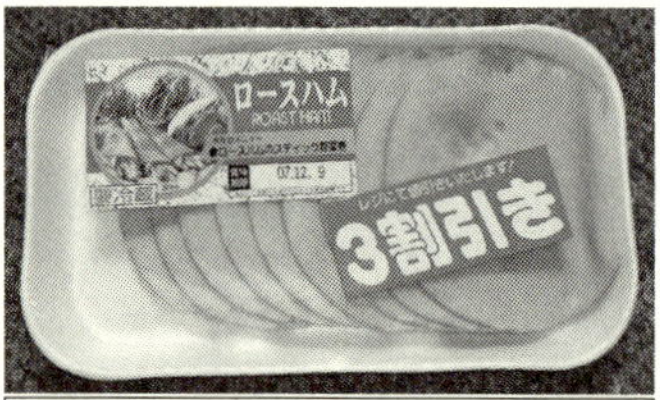

ロースハム
120g

加熱食肉製品（加熱後包装）

名　称	ロースハム（スライス）		
原材料名	豚ロース肉、糖類（水あめ、砂糖）、卵たん白、食塩、大豆たん白、たん白加水分解物、鶏ガラだし、乳たん白、昆布だし、かつおだし、リン酸塩（Na）、酸化防止剤（ビタミンC）、発色剤（亜硝酸Na）、コチニール色素、香辛料		
内容量	120g	賞味期限	表面に記載
保存方法	10℃以下で保存してください。		
販売者	日本ハム株式会社 D （本社）大阪市中央区南本町３-６-１４		

栄養成分表示（100gあたり）

エネルギー	130kcal
たんぱく質	18.3 g
脂質	4.3 g
炭水化物	4.6 g
ナトリウム	983 mg
食塩相当量	2.5 g

〈当社分析値〉

お問い合わせ先：日本ハムお客様サービス室 0120-175955

写真３

れます。増粘多糖類は粘性を持たせる、リン酸塩（Ｎａ）はタンパクに水分を保たせるために使われます。調味料（アミノ酸等）は、「味の素」と見てまず間違いありません。ビタミンＣは肉が酸化するのを防ぐ、カルミン酸色素（別名、コチニール色素）は豚肉をきれいな色にするために使われます。

　このほか、水あめは豚肉に甘みをつけます。たん白加水分解物は、肉や大豆などのタンパクを分解してつくられたもので、アミノ酸やアミノ酸の結合したもの（ペプチド）からなり、味を整えるために使われます。

　これら様々な成分が溶けた塩水が大きな注射器のような機械で豚肉に注入されるわけです。想

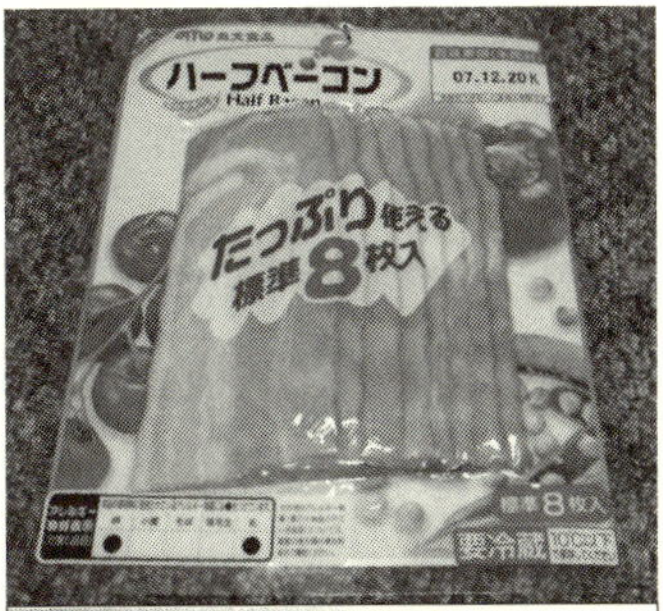

加熱食肉製品（加熱後包装）	
名　称	ベーコン（スライス）
原材料名	豚ばら肉、還元水あめ、卵たん白、食塩、ポークエキス、リン酸塩（Na）、カゼインNa、調味料（アミノ酸等）、酸化防止剤（ビタミンC）、発色剤（亜硝酸Na）、くん液、カルミン酸色素、香辛料、（原材料の一部に乳を含む）
内容量	70g　賞味期限　表面の上部に記載
保存方法	10℃以下で保存
製造者	丸大食品株式会社 大阪府高槻市緑町21-3 製造所固有記号がある場合は表面の賞味期限の後に記載

写真4

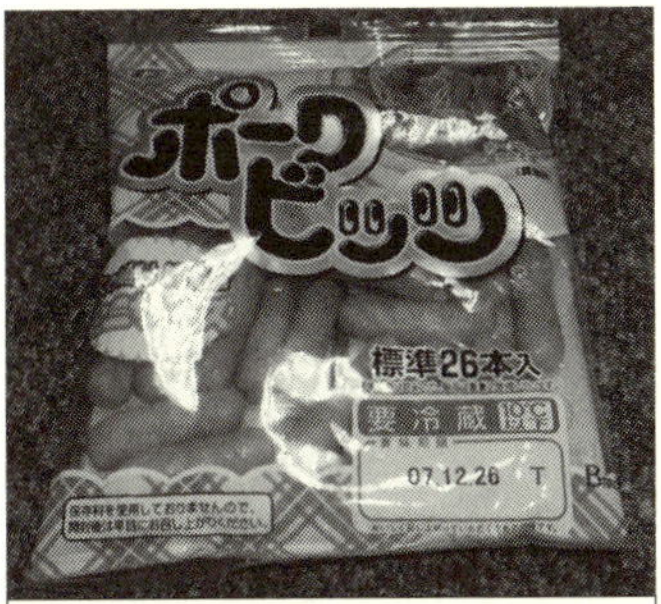

加熱食肉製品（加熱後包装）	
名　称	ポークソーセージ（ウインナー）
原材料名	豚肉、豚脂肪、結着材料（植物性たん白、でん粉、卵たん白）、食塩、脱脂粉乳、糖類（ぶどう糖、水あめ）、ポークブイヨン、香辛料、調味料（アミノ酸）、リン酸塩（Na）、酸化防止剤（ビタミンC）、発色剤（亜硝酸Na）、くん液、（原材料の一部に大豆を含む）
内容量	９０ｇ　賞味期限　表面右下記載
保存方法	１０℃以下で保存してください
製造者	伊藤ハム株式会社 神戸市灘区備後町３－２－１ 製造所固有記号は表面の賞味期限の次に記載

写真５

像しただけでも異様な光景です。

これはプリマハムだけの話ではありません。写真2は、伊藤ハムの「ロースハム（スライス）」と、その原材料名。写真3は、日本ハムの「ロースハム（スライス）」と、その原材料名。写真4は、丸大食品の「ベーコン（スライス）」と、その原材料名。プリマハムの製品と同じように「大豆たん白」や「卵たん白」などのタンパク、「発色剤（亜硝酸Na）」、「リン酸塩（Na）」、「酸化防止剤（ビタミンC）」、「コチニール色素（カルミン酸色素）」などの添加物が使われています。また、「調味料（アミノ酸またはアミノ酸等）」が、日本ハム以外の製品に使われています。つまり、原材料名はどの会社の製品もほとんど変

加熱食肉製品（加熱後包装）

名称	ウインナーソーセージ
原材料名	豚肉、鶏肉、結着材料（ポーク粗ゼラチン、でん粉、植物性たん白（小麦、大豆））、食塩、砂糖、香辛料、ぶどう糖、ポークエキス、カゼインNa、調味料（有機酸等）、リン酸塩（Na）、pH調整剤、酸化防止剤（ビタミンC）、発色剤（亜硝酸Na）、着色料（赤3、アナトー）、（原材料の一部に乳成分、牛肉を含む）
内容量	90g
賞味期限	表面下部に記載
保存方法	10℃以下で保存してください。
製造者	日本ハム株式会社 （本社）大阪市中央区南本町3-6-14 製造所固有記号は表面の賞味期限の後に記載

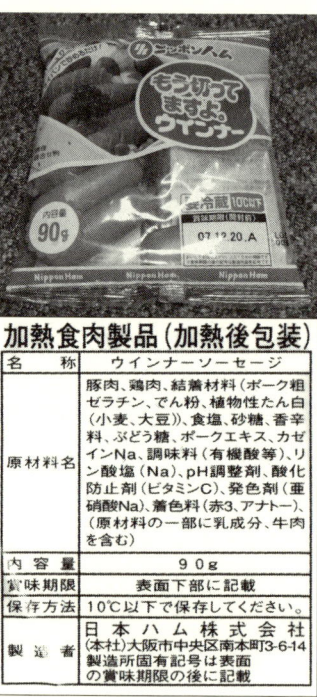

写真6

わらず、作り方も基本的には変わらないのです。

ウインナーソーセージも、使われる添加物は似ていて、亜硝酸Ｎａも使われています。写真5は、伊藤ハムの「ポークビッツ」と、その原材料名、写真6は、日本ハムの「もう切ってますよ。ウインナー」と、その原材料名です。ロースハムと同様なタンパクと添加物が使われているのが分かると思います。日本ハムの製品は、鮮やかな赤い色をしています。昔はみんなこんな色をしていましたが、タール色素の赤色3号が使われています。

発色剤の働きは？

発色剤の亜硝酸Ｎａには、二つの働きがあります。一つは、ハムを美しいピンク色に保つことです。前に書いたように肉には、筋肉色素のミオグロビンと血液色素のヘモグロビンいう赤い色素が含まれていて、肉独特の赤身がかった色合いをだしています。しかし、これらは酸化しやすく、そうなると黒ずんだ色になってしまいます。

亜硝酸Ｎａはとても化学反応を起こしやすい物質なので、ミオグロビンやヘモグロビンと化学反応を起こして、ニトロソミオグロビンやニトロソヘモグロビンに変化します。これらはとてもきれいな赤色をしているのです。しかも安定していて、長期間色が変わりません。だからスーパーやコンビニに陳列されているハムは、いつまでたってもきれいな色をしているのです。

亜硝酸Ｎａのもう一つの働きは、食中毒予防です。とくに食中毒の中でも最も怖いボツリヌス中毒の予防に効果があります。ボツリヌス中毒は、欧米を中心に発生していますが、日本でも時々発生しています。日本で最初にボツリヌス中毒が報告されたのは、１９５１年のことです。北海道の岩内町でニシンの「いずし」を食べた14人が発病し、４人が死亡しました。

この中毒を起こすボツリヌス菌の作り出す毒素は、人間の中枢神経に作用し、その機能を麻痺させます。その結果、視力障害、散瞳《さんどう》（瞳孔が開くこと）、運動障害、急性胃腸炎、粘膜出血、小脳・脊髄の出血、腎臓炎などを起こし、重症になると死亡するのです。

亜硝酸ナトリウムは強い殺菌力があるため、ボツリヌス菌の増殖を抑えることができます。そのため欧米では、主に食中毒を防ぐ目的で添加されています。

両刃の剣の亜硝酸Ｎａ

亜硝酸Ｎａが殺菌力を持つのは、細菌を破壊する力があるからです。しかし、これは両刃の剣なのです。つまり、細菌ばかりでなく、人間や動物の細胞も破壊してしまうということです。そのため、亜硝酸Ｎａには、致死性があります。

57ページで説明したとおり亜硝酸Ｎａは毒性が強いため、ここまでなら残留してよいという量が決まっています。ハムやベーコン、ウインナーソーセージなどでは、70ｐｐｍ（亜硝酸根として）までです。これ以上残っている製品が見つかれば、食品衛生法違反と言うことになり、回収などの命令が出されます。

市販のハムやベーコン、ウインナーソーセージを食べたからといって、すぐに具合が悪くなるということはありません（そんなことになったら大変です）。しかし、自分でも気付かないうちに胃などの細胞が影響を受けていることがあるかもしれません。さらに、亜硝酸Ｎａが胃の中で、発がん物質に変化するという問題があります。

60ページでも書いたように魚肉や魚卵、食肉には、「アミン」という物質がたくさん含まれていて、このアミンと亜硝酸Ｎａは胃の中で一緒になると、化学反応を起こして、ニトロソアミンという強い発がん物質に変化することがあります。

またハムなどにすでにニトロソアミンができている可能性もあります。ベーコンなどの食肉製品にごく微量ながらニトロソアミンができていることが分かっているからです。添加された亜硝酸Ｎａと、肉に含まれていたアミンが製造の過程で、あるいは製造後に化学反応を起こしてできるようです。

ニトロソアミンの強い発がん性

ニトロソアミンは、非常に強い発がん性を持っていて、実際に人間にがんを引き起こすようです。こんな逸話があります。ドイツのある大学の教授が、妻を殺す計画を立てました。その際、彼は彼女にがんを発生させ、がん死に見せかけようとしたのです。これなら、彼が手を下したことは分かりません。その妻はジャムが好きでした。そこで、彼はジャムの中に密かにニトロソアミンを入れたのです。そうとは知らずに妻はジャムを食べ続けました。そして、とうとう肝臓がんになり、死んでしまったのです。

この完全犯罪は成功するかに見えました。しかし、不審に思った警察が、台所に隠されていたジャムを見つけ、ニトロソアミンが入っていることを発見しました。そして、大学教授は「御用」となったのです。化学を専攻する彼は、ニトロソアミンに関する知識を持っていて、こうした犯罪を考え付いたのでしょう。

ニトロソアミンにはいくつか種類があって、いずれも強い発がん性がありますが、その一つのN‐ニトロソジメチルアミンの場合、わずか1～5ｐｐｍを含む飼料や飲料水でも、ラットに長期間にわたって投与すると、肝臓がんや腎臓がんが発生するといいます（泉邦彦著『発がん物質事典』合同出版刊）。

１ｐｐｍというのは、１％の一万分の一というごく微量です。そんなわずかな量でもがんが発生するのですから、恐ろしいとしかいいようがありません。

イクラにも亜硝酸Naが

ご飯のおかずやお寿司のネタとして人気の高いイクラですが、スーパーなどで売られているパック入りのものを見ると、どれも鮮やかな赤味がかった色をしています。そして、値段のシールやパックの裏側には、小さな字で「発色剤（亜硝酸Na）」と書かれています。

イクラも豚肉や牛肉と同様に、時間がたつと酸化によって黒ずんできます。それを防ぐために添加されているのです。スーパーによっては、商品に「発色剤（亜硝酸Na）」という表示がない場合があります。しかし、それはスーパーがパック詰めの際に表示を怠っているのです。鮮やかな色をしたイクラには、通常、亜硝酸Naが添加されています。

一方で、それほど鮮やかな色でないくらいの場合、亜硝酸Naが使われていないケースもあるようです。都内のスーパーで、亜硝酸Naの表示のないいくらがあったので、店員に聞いたところ、「亜硝酸Naは使っていない」とはっきり答えました。その隣には鮮やかな色のいくらが並べて置かれていて、それには亜硝酸Naの表示がありました。

無添加明太子から亜硝酸Naが

2章で述べたようにタラコや明太子にも亜硝酸Naが添加されています。ただし、イクラや筋子、タラコの場合、ハムやウインナーソーセージに比べて、亜硝酸Ｎａの残存してよい量が厳しく設定されています。その量は、５ｐｐｍです。魚卵には、アミンがたくさん含まれているため、ハムなどよりも厳しく制限されていると考えられます。

タラコと明太子の場合、亜硝酸Ｎａに加えて「赤色１０２号」「赤色3号」「黄色5号」などのタール色素が添加された製品があります。タール色素は、独特の化学構造を持つ物質で、その構造ゆえに発がん性や催奇形性が疑われています（詳しくは7章参照）。

最近では、無着色をうたったタラコや明太子も増えてきています。しかし、亜硝酸Ｎａはたいてい使われているようです。「発色剤無添加」をうたった製品もあるようですが、真偽のほどは定かではありません。

２００3年にこんな事件が発生しました。東京都と茨城県が9月に実施した検査で、やまやコミュニケーションズが製造・販売する「無添加辛子明太子」から、亜硝酸Ｎａが検出されたのです。すぐさま同社では、商品約三万パックを自主回収しました。その後、生協などの無添加明太子にも、実際には亜硝酸Ｎａが添加されていたことが分かりました。

なぜ、無添加明太子に亜硝酸Ｎａが添加されていたのか？　理由は二つ考えられます。まず、製造会社が亜硝酸Ｎａを添加していたにもかかわらず、意図的に「無添加」と表示していたことです。これは、かなり悪質です。

もう一つは、原料の段階で、すでに亜硝酸Ｎａが添加されていたことが考えられます。タラコのほとんどは海外から輸入されています。海外の工場でスケソウダラの卵がタラコに加工される段階で亜硝酸Ｎａが添加され、それを原料として製造した明太子に残ってしまったということです。

しかし、この場合も製造会社は亜硝酸Ｎａの使用を知っていたかもしれません。もし知らなかったのであれば、それは怠慢のそしりを免れないでしょう。

この事件の数年前に、私はある生協の方から無添加明太子をいただいたことがありました。とても大きく立派な明太子で、無添加ということで安心して食べたのですが、食べた翌日に左足のふくらはぎに広範囲に赤いジンマシンができてしまいました。その時は、おそらく明太子に含まれていた唐辛子が原因だろうと思いました。

そのジンマシンはなかなか治らず、悪化して1㎝ぐらいの水ぶくれが二つできました。半年後ぐらいにやっと治りましたが、実際は唐辛子が原因ではなく、密かに添加されていた亜硝酸Ｎａが原因だったのかもしれません。その生協に出荷していた水産加工業者も亜硝酸Ｎａを使っていたからです。亜硝酸Ｎａはジンマシンなどのアレルギーを起こすことが指摘されています。

「ハムは問題ない」という人もいるが……

「野菜には、ハムよりも多くの亜硝酸が含まれている。しかし、みんな野菜を食べている。だからハムも心配する必要はない」。時々、こんな反論を耳にします。しかし、これは正しくはありません。

野菜に含まれるのは亜硝酸ではなくて、「硝酸」です。これらは違う物質です。野菜に含まれる硝酸は、ナトリウムやカリウムなどと結合した「硝酸塩」という形で存在しています。硝酸塩は、亜硝酸Ｎａなどの亜硝酸塩と違って、化学反応を起こしやすくはありません。

日本では肥料として硝酸アンモニウムをたくさん使うこともあってか、野菜に含まれる硝酸塩の量が多くなってしまいます。ほうれん草には硝酸塩が３０００～４０００ｐｐｍ（０・３～０・４％）、ダイコンには２０００～３０００ｐｐｍ含まれています。ニンジン、キュウリ、キャベツが１００～４００ｐｐｍ、ジャガイモが５０ｐｐｍくらい含まれています。

しかし、亜硝酸塩はこんなに多くはありません。ホウレンソウ、グリーンアスパラガス、シシトウガラシ、カイワレダイコンなどには亜硝酸Ｎａが1～15ｐｐｍ含まれますが、それ以外の野菜は５ｐｐｍ程度です。野菜に含まれる硝酸塩が人間の体内で、微生物などによって亜硝酸塩に変化する可能性も考えられますが、どの程度亜硝酸塩になるかは分かりません。

一方、ハムやウインナーソーセージには、最大で70ｐｐｍの亜硝酸塩が含まれています。しかも、それと反応して、発がん物質のニトロソアミンになる「アミン」もたくさん含まれているのです。また、すでにハムなどにニトロソアミンが含まれている可能性もあります。実際にこれまでに食肉製品からニトロソアミンが見つかっているのですから。

こういうことが分かっている以上、私は市販の亜硝酸Ｎａ入りのハムやソーセージを食べる気にはどうしてもなれないのです。

最近では、亜硝酸Ｎａを添加していないハムやベーコン、ウインナーソーセージなどが、一般のスーパーでも売られています。信州ハム（長野県上田市）の製品はその代表的なものです。また、大手のハムメーカーからも、亜硝酸Ｎａを含まないウインナーソーセージが発売されています。

私はこうしたハムやベーコン、ソーセージは時々食べています。味もよいです。ただし、食べる際にはボツリヌス中毒の危険性を回避するために加熱する必要があります。

7章

はんぺん、ちくわ、漬け物はなぜ腐らないのか

はんぺん、ちくわを腐らなくするソルビン酸

魚介類《ぎょかいるい》は食品の中でも傷みやすいもので、時には食中毒を引き起こすこともあります。魚肉を使った練り製品であるはんぺん、ちくわ、かまぼこ、さつま揚げなども当然腐りやすいものですが、スーパーなどで売られている製品はなかなか腐りません。

はんぺんやちくわ、さつま揚げなどが入った袋をよく見ると、「保存料（ソルビン酸）」と表示された製品を見かけることがあります。これこそが、魚肉練り製品を腐らなくしている添加物なのです。

ソルビン酸は、細菌の増殖を抑える力はそれほど強くありませんが、カビや酵母、空気を好む細菌などいく種類もの微生物の繁殖を抑えるという特徴があります。加熱すると、水蒸気と一緒に蒸発してしまうので、製造の最後の工程で添加されます。

ソルビン酸を落花生油あるいは水に溶かして、ラットの同じ部位に繰り返し注射した実験では、がんが発生しました。経口ではなく、注射による実験ですが、気になるところです。

また、10％の濃度のソルビン酸を、11名の患者の口腔内粘膜にパッチテストを行なったところ、５名に腐食様の灰白色はん点ができたのが認められました。５％の濃度でも、２人に軽度な発赤が認められました。

これらは、ソルビン酸が口内の粘膜の細胞を刺激したためと考えられます。食品とともにソルビン酸が胃や腸に到達した場合、同様にそれらの細胞を刺激すると考えられます。

魚肉練り製品の場合、ソルビン酸の添加できる量は、原料１kgに対して２gまでと決められています。したがって、最大で０・２％含まれることになります。前のパッチテストを行なった量に比べれば少ない量ですが、人間はかなり個人差があって粘膜がデリケートな人もいるので、添加された量でも刺激が現われることもあると考えられます。

漬け物を腐らなくするソルビン酸K

福神漬けや紅しょうが、たくわんなどの漬け物も、長期間常温で置いといても腐ることがありません。合成保存料のソルビン酸Kが添加された製品が多いからです。

ソルビン酸Kはソルビン酸にK（カリウム）を結合させたものです。その働きはソルビン酸に似ていますが、水に溶けやすいという特徴があります。そのため漬け物など水分の多い製品に幅広く使われています。

2章でも書きましたが、ソルビン酸Kを1、2、5および10％の割合でえさに混ぜて、ラットに3カ月間食べさせた実験では、5％と10％群で初めの頃体重の増え方が悪くなりました。また、ソルビン酸Kは、試験管内の実験で、変異原性（遺伝子に傷をつける毒性）のあることが分かっています。変異原性のある化学物質は、発がん性のある可能性があります。

漬け物の場合、ソルビン酸Kの添加できる量は、原材料1kgに対して1g（ソルビン酸として）までです。したがって、最大で0・1％含まれることになります。

清涼飲料や栄養ドリンクにも保存料が

子どもたちが好きなジュースやコーラなどの清涼飲料、また栄養ドリンクにも、合成保存料が使われている製品があります。例えば、「ファンタグレープ」（コカ・コーラカスタマーマーケティング）や「タフマン」（ヤクルト）などには、安息香酸《あんそくこうさん》Na（ナトリウム）が添加されています。医薬品や医薬部外品の栄養ドリンクにも、安息香酸Naが添加された製品が少なくありません。

安息香酸Naは、細菌、カビ、酵母などいろんな微生物の繁殖を抑える力があります。ただし、アルカリ性になると、その力が弱まってしまうため、酸性の食品に使われています。

安息香酸Ｎａは毒性が強く、２％および５％を含むえさでラットを４週間飼育した実験では、５％投与群ですべてが過敏状態、尿失禁、けいれんなどを起こして死亡しました。

清涼飲料の場合、安息香酸Ｎａの添加できる量は、原材料１kg当たり０・６ｇ（安息香酸として）です。したがって、製品に含まれる量は最大で０・06％と少ないのですが、安息香酸Ｎａは、動物実験でもわかるように毒性が強いので、胃や腸などの細胞に影響がないのか懸念されます。

かまぼこやなるとに使われる赤いタール色素

かまぼこの中には、周りが真っ赤なものがあり、なるとは中の渦が赤い色をしています。また、紅ショウガや福神漬は鮮やかな赤色をしています。これらは、タール色素の赤色１０２号や赤色１０６号、赤色３号などによるものです。

タール色素は、19世紀後半ドイツで化学合成された色素です。自然界には存在せず、微生物や紫外線などの影響を受けにくいため、長期間分解されずに鮮やかな色を出すことができます。

タール色素という名前の由来は、初めの頃原料にコールタールが使われたからです。その後、コールタールに発がん性のあることが分かり、現在は石油製品を原料に化学合成されています。タール色素は繊維の染色などに使われていましたが、しだいに食品の着色にも使われるようになりました。

タール色素は、「アゾ結合」や「キサンテン結合」という独特の化学構造を持っていますが、こうした化学物質は、発がん性、催奇形性、胎児毒性を示すものが多いのです。

赤色1号、赤色4号、赤色5号、黄色1号、黄色3号、青色101号などの多くのタール色素が一度は食品添加物として使用が認められましたが、その後安全性が不確かなどの理由で使用が禁止されています。したがって、現在使用が認められているタール色素の安全性にも不安があるのです。

現在使用が認められているタール色素は、次の12品目です。

赤色2号、赤色3号、赤色40号、赤色102号、赤色104号、赤色105号、赤色106号、黄色4号、黄色5号、緑色3号、青色1号、青色2号。

これらの色素は、天然の色素と違って色あせがほとんどないため、かまぼこやなると以外にも、菓子類やシロップ、和菓子など多くの食品に使われています。

アメリカで禁止された赤色2号

これら12品目のタール色素の中で、最も危険性の高いのは赤色2号です。なぜなら、アメリカでは発がん性の疑いが強いとの理由で使用が禁止されているからです。

アメリカの食品医薬品局（FDA）では、赤色2号を0・003～3％含むえさをラットに131週間食べさせる実験を行ないました。その結果、高濃度投与群では、44匹中14匹にがんの発生が認められ、対照群では、がんの発生は44匹中4匹でした。そのためFDAは、「安全性を確認できない」として、１９７６年に使用を禁止したのです。

アメリカが禁止すれば、たいてい日本もそれに従うのですが、この場合は違っていました。当時の厚生省は、この実験には不備があるという理由をつけて、赤色２号の使用を禁止しなかったのです。実験では、期間中に動物の約半数が死亡したり、動物を混同するなどのミスがあったといわれていて、厚生省はそれらを問題視したのでした。しかし、ＦＤＡでは当然そうした事情も考慮した上で、使用禁止の措置をとったのです。「疑わしきは使わず」という考え方に基づけば、厚生省も使用を禁止すべきではないのでしょうか。

こうした経緯もあって、さすがに赤色２号が市販の食品に使われるというケースは少ないのですが、業務用のかき氷シロップなどに使われていることがあるので、油断はできません。

赤色40号は、１９９１年に使用が認められた新しい添加物ですが、これも要注意です。なぜなら、赤色２号に化学構造がよく似ていて、同じような害をもたらす可能性があるからです。

また、メロンソーダなどに使われる緑色３号は、ラットへの経口投与によって乳腺に腫瘍（良性）を多発させることが分かっていて、発がん性の疑いが持たれています。ヨーロッパの国々では使用が認められていません。

たくあんの黄色は注意信号

たくあんの色は昔から、なぜか黄色と決まっています。そこで、黄色４号や黄色５号が使われます。これらは、カズノコ入り惣菜、練りウニ、佃煮、あめ、菓子類などにも使われています。

黄色4号を1％含むえさでラットを飼育した実験では、体重が減ってしまいました。また、2％を含むえさでは、下痢を起こしました。黄色4号は硫黄分などを含んでおり、動物が摂取した場合、うまく消化できずにこうした症状がでると考えられます。

黄色5号を0・5〜5％含むえさをラットに2年間食べさせた実験では、乳腺腫瘍が増加したという疑いが持たれています。また、イヌに1％を含むえさを食べさせた実験では、体重減少や下痢が見られました。

さらに、黄色4号と黄色5号は、皮膚科医の間ではジンマシンを起こすという指摘がなされています。ジンマシンは、一種の警告反応と考えられます。つまり、体に良くないものが入ってきた場合、体はアレルギー反応を起こすことで、それを知らせているのです。消化管から吸収された黄色4号や黄色5号が、血流に乗って皮膚の表面に達し、それに対して免疫が反応し、アレルギーの一種のジンマシンが起こると考えられます。

6章で私が明太子を食べて、足のふくらはぎにひどいジンマシンができたことを書きましたが、これも警告反応なのでしょう。

ジンマシンを起こすタール色素としては、ほかに赤色102号が指摘されていますが、そのほかのタール色素も分解されにくく、体にとっては「異物」となるので、どれもがジンマシンなどのアレルギーを起こす可能性があるといえるでしょう。

「紀文」の製品は安全か

最近では、はんぺん、ちくわ、さつま揚げ、かまぼこなどに保存料が使われることはずいぶん減りました。スーパーに並ぶ製品でも、保存料が添加されるものは少なくなりました。

魚肉練り製品最大手の紀文では、だいぶ前から保存料を使っていません。製品の表には、「保存料無添加」の大きな表示があります。写真1は、紀文食品の「はんぺん」「ちくわ」と、それぞれの原材料名です。「調味料（アミノ酸等）」と「増粘多糖類」は使われていますが、保存料は使われていません。

同社の広報担当者は、「お客様が不安を感じるようなので、使うのを止めました」と答えました。その代わり、製造の際に衛生管理を十分に行ない、袋の中に細菌が入らないようにしているといいます。とくにHACCP（Hazard Analysis Critical Control Point）を導入してから、さらに衛生管理が厳しくなったといいます。

HACCPは、アメリカの宇宙食の安全性を確保するために開発された食品に対する衛生管理の方式です。原料の入荷から製造、そして出荷までの工程において、あらかじめ危害の発生を予測して、その危害を防止するための重要管理点を設置して、そこを継続的に監視し、記録するというものです。日本では1996年5月から承認制度が実施され、基準を満たした施設には、厚生労働省からHACCP認定を受けることができます。

食品を製造する際に衛生管理を徹底すれば、腐りやすい魚肉練り製品ですら、保存料を使わなくても済むのです。紀文以外のメーカーでも、衛生管理を向上させることで、保存料を使わなくても済むようになったところが増えているようです。

名　称	焼竹輪 魚肉ねり製品
原材料名	魚肉（たら・ぐち・その他）・卵白・でん粉・砂糖・発酵調味液・食塩・ぶどう糖・調味料（アミノ酸等）・貝Ca
内容量	170g（5本入り） 賞味期限 枠外表面記載
保存方法	冷蔵庫（1℃～10℃）保管
製造者	株式会社紀文食品 東京都中央区銀座5丁目15番1号 製造所固有記号は賞味期限の下に記載

名　称	はんぺん 魚肉ねり製品
原材料名	魚肉・卵白・でん粉・砂糖・食塩・発酵調味液・植物油・やまいも・調味料（アミノ酸等）・増粘多糖類・（原材料の一部に小麦・大豆を含む）
内容量	1枚入り 賞味期限 枠外表面記載 保存方法 冷蔵庫（1℃～10℃）保管
製造者	株式会社紀文食品 東京都中央区銀座5丁目15番1号 製造所固有記号は賞味期限の下に記載

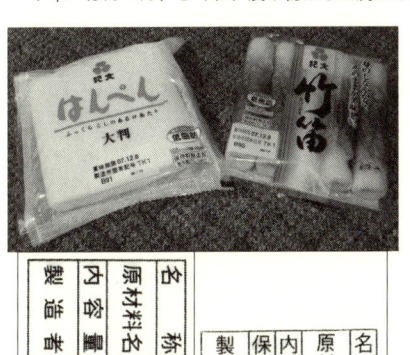

写真1

8章

生そば、生うどんはなぜあんなに日持ちするのか

お土産の生そばは3カ月腐らない

観光地に行くと、お土産屋さんにいろんな食品が売られていますが、その中にたいてい生そばがあります。メーカーは地方の小さい食品会社ですが、賞味期限はだいたい一～三カ月程度になっています。「ずいぶん日持ちするな」と思っている人も多いと思います。しかし、生ものなのになぜこんなに長く持つのでしょうか。それはある添加物が大量に使われているからなのです。

5章で1980年に過酸化水素に発がん性のあることが分かり、カズノコの業界が大混乱したことを書きましたが、この時別の業界でも混乱が起きていました。それは、生めん業界です。生そばや生うどんにも、殺菌と保存の目的で過酸化水素が使われていたからです。しかし、まもな

くしてその混乱は収まりました。代替の添加物が見つかり、使われるようになったからです。

その添加物とは、保湿などの効果がある「プロピレングリコール」です。プロピレングリコールは無色透明で、無臭のとろりとした液体で、もともとはプラスチックや化粧品などを作る際に溶剤として使われていました。日本では、1954年に食品添加物としての使用が認められ、主に食品添加物を溶かすために使われてきました。ただ、その後保湿力が強いことが注目されて、生そばや生うどんに使われるようになっていました。

生めん業界は、過酸化水素が使えなくなると、その代わりにプロピレングリコールを保存の目的でも使うようになったのです。しかし、プロピレングリコールはもともとそれほど保存の効果は強くなく、十分な効果を得るためには大量に添加しなければなりませんでした。

6％を超える添加物が

この当時、プロピレングリコールについては添加量に制限がありませんでした。そのため、麺重量の数％という、添加物としては信じられないくらいの量が添加されていました。

一部の消費者団体は、過酸化水素の代わりに何が使われているのか疑問を抱き、東京都消費者センターと協力して、プロピレングリコールらしいことを突き止めて、市販の生めんにそれがどれくらい含まれているのか調査を行ないました。

調査期間は1980年7〜8月で、東京都内のスーパー、デパート、小売店などから生そば、生うどん、生中華麺、餃子の皮、ワンタン、さらに乾麺類（うどん、そば、スパゲティなど）を303点購入し、それらについて東京都消費者センターが分析を行ないました。

その結果、37・2%にもおよぶ113点からプロピレングリコールが見つかりました。そして驚いたのは、その添加されている量です。生中華麺の中には、麺重量に対して3・9%ものプロピレングリコールが見つかり、3%を超えていた製品は、全部で7品目もありました。

ふつう添加物の量が1%を越えるということはありません。添加物は毒性のあるものもあることから、添加量が制限されているものが多いからです。しかし、この調査では、プロピレングリコールがまるで食品原料と同じように使われている実態が分かったのです。

プロピレングリコールは純粋な化学合成物質であり、自然界にはまったく存在しないものです。いかに制限がないとはいえ、そうした未知の化学物質を大量に添加することには問題があります。旧・厚生省も、この問題を放っておくことはできないと判断し、1981年4月に「生めん類に対するプロピレングリコールの使用の実態」をまとめて公表しました。

それによると、生麺類や皮類では74%の製品にプロピレングリコールが使われていて、その平均量は2%前後、中には皮類で6%を超えた製品、生そばも5%を超えた製品がありました。そこで厚生省は、生めんが2・5%、餃子・しゅうまい・春巻き・ワンタンの皮が1・2%という使用制限を定めたのでした。

今も、土産物店で売られている生そばや生うどんには、プロピレングリコールがこの制限の範囲で添加されています。だから、水分を多く含んでいるにもかかわらずなかなか腐らないのです。

札幌ラーメンの秘密

札幌といえば、なんと言ってもラーメン。それほど札幌ラーメンは有名です。私も何度か札幌には行っていますが、必ずラーメンを食べます。そのプリプリした麺の感触が何ともいえず、みそスープとのマッチングも絶妙です。

何年か前に札幌を訪れた際に、旅行ガイドに載っている有名な店に行きました。そこはこってりしたみそスープが有名で、壁にはこの店を訪れた芸能人の色紙がずらっとならんでいました。評判どおり濃くのあるスープと歯切れのいい麺が気に入り、おみやげ用のラーメンを購入し、宅配便で送ってくれるように頼みました。

自宅に帰ってからまもなくしてそのラーメンが届きました。そして蓋を開けて中身を取り出したのですが、パッケージを見てビックリしてしまいました。麺の原材料に「プロピレングリコール」という文字があったからです。札幌でも一、二を争うくらい有名な店の麺にまさかプロピレングリコールが使われているとは思ってもいませんでした。

しかし、宅配用の麺にだけ、保存性を高めるためにプロピレングリコールを添加しているのかもしれません。そこで、その店に電話して、店で出しているラーメンの麺にもそれが添加されているのかどうか、聞いてみました。すると、店長がこう答えました。

「店で使っている麺を仕入れている業者に問い合わせたところ、それにも防腐剤としてプロピレングリコールを混入させているとのことです。ただ、体に害があるとか、そういうことはないと言われています。ほかの店でも、麺には大体ほぼ間違いなくプロピレングリコールが入っていると言われています」

店長は申し訳なさそうに言ったのですが、私はかなりショックを受けました。まさか店で出すラーメンにまでプロピレングリコールが使われているとは思っていなかったからです。

プロピレングリコールは、自然界に存在しない化学物質のわりには、安全性は高いといわれています。だから、旧・厚生省も2・5％という高濃度の添加を認めているのでしょう。しかし、気になるデータがあります。鶏卵の卵黄嚢《らんおうのう》あるいは気室に孵置《ふち》開始時あるいは第4日目にプロピレングリコールを0・05㎖注入したところ、小肢症を発生させたというのです（旧・環境庁環境化学物質研究会編『環境化学物質要覧』丸善刊）。

この実験は経口ではなく、注入なので、人間が食べたときにどのような影響が現われるのかは分かりませんが、不安を感じざるを得ません。そもそもお店で出すラーメンにまで防腐剤を使うべきではないでしょう。

生そば・生うどんに含まれる酸味料とは？

スーパーには、袋に入った生そばや生うどんが売られていますが、これらも数日間から一週間

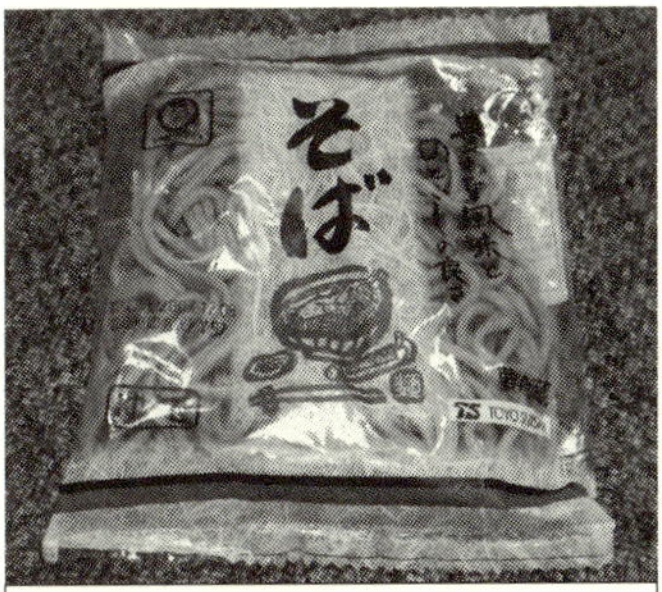

品　　名	ゆでそば
原材料名	小麦粉、そば粉、小麦たん白、食塩、食酢、卵白、酸味料
内 容 量	160g
賞味期限	表面に記載してあります。
保存方法	冷蔵庫（0〜10℃）で保存してください。
使用上の注意	賞味期限内にお召しあがりください。
販 売 者	〒108-8501東京都港区港南2-13-40 東洋水産株式会社 製造所固有記号は表面に記載

お客様相談係　TEL03（3458）3333

写真1

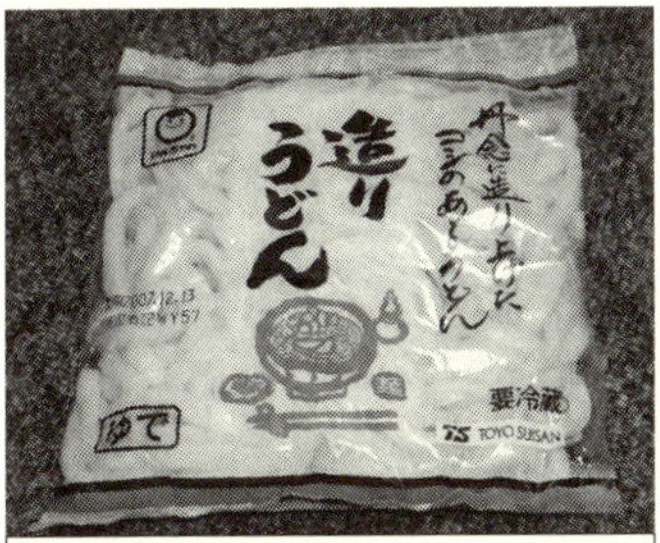

品　　名	ゆでうどん
原材料名	小麦粉、でん粉、食塩、増粘多糖類、酸味料
内 容 量	250g
賞味期限	表面に記載してあります。
保存方法	冷蔵庫（0〜10℃）で保存してください。
使用上の注意	賞味期限内にお召しあがりください。
販 売 者	〒108-8501東京都港区港南2-13-40 東洋水産株式会社 製造所固有記号は表面に記載

お客様相談係　TEL03（3458）3333
受付9:00〜17:30（土日祝祭日を除く）

写真2

程度は日持ちします。しかし、プロピレングリコールや保存料の表示はありません。どうやって日持ちさせているのでしょうか？

それらの原材料をよく見ると、たいてい「酸味料」という表示があります。写真1は、生めん業界大手の東洋水産の生そばと、その原材料表示、写真2は、同じく生うどんと、その原材料名です。写真3は、やはり大手のシマダヤの生中華麺と、その原材料名です。

酸味料とは、2章でも書いたように、酸性の性質をもつもので、クエン酸、乳酸、リンゴ酸、酢酸などが知られています。酢酸はご存知のようにお酢の成分ですが、こうした酸には細菌の繁殖を抑える力があります。この力を利用して、食品の腐敗を防いで、日持ちを良くしているのです。

合成の酸味料には、クエン酸や乳酸など全部で22品目が認められています。シマダヤの製品に使われている乳酸Na（ナトリウム）も酸味料の一つです。

品　　名	生中華めん
原材料名	小麦粉、澱粉、食塩、卵、小麦たん白、酒精、かんすい、乳酸Na、クチナシ色素
内 容 量	140ｇ
賞味期限	表面に記載
保存方法	冷蔵庫（10℃以下）で保存してください。
使用上の注　　意	賞味期限内にお召しあがりください。
販 売 者	シマダヤ株式会社 B 〒150-0021 東京都渋谷区恵比寿西1-33-11

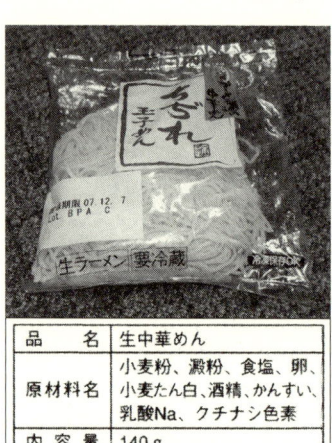

写真3

酸味料の中で最もよく使われているのは、乳酸です。クエン酸もよく使われています。製品によっては、いくつか組み合わせて使うこともあります。ただし、いくつ使っても具体的な名称は表示されず、まとめて「酸味料」と表示されているだけです。ですから、消費者には何が使われているのか分かりません。

酸味料の場合、元来食品に含まれている酸が多くなっています。それを化学的に合成して、酸味料として使っているのです。もともとは食品の成分なので、危険性の高いものは少ないようです。

ただし、クエン酸ナトリウムや乳酸ナトリウムのように、ナトリウム（塩分）を結合させたものが多いので、たくさん取りすぎると、塩分の取りすぎということになってしまいます。

このほか、「酒精」という表示のある生めんもあります。これはエチルアルコールのことです。アルコールの殺菌力を利用して、保存性を高めているのです。

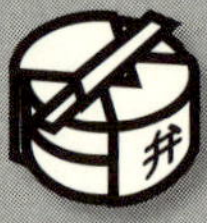

9章

駅弁はあぶない添加物だらけ

駅弁が食べられない

私が地方に行って困ることは、買える駅弁がほとんどないということです。たいていの駅弁は多くの、しかもあぶない添加物がタップリ使われているからです。これまで駅弁を食べた後、何度もお腹が痛くなったり、気持ちが悪くなったり、下痢をしたりしているので、警戒心を持つようになってしまいました。

おそらく駅弁を食べて似たような経験を持ったという人は少なくないのではないでしょうか。ただ、意識していませんと、多少具合が悪くなっても、体調が悪いのかなとか、気のせいかななどと思って、まさか駅弁が原因とは思わない人が多いのかもしれません。

それでも時たま比較的安心して食べられる駅弁を買うことがあります。例えば横浜駅で売られている崎陽軒の「シウマイ弁当」。最近は東京駅や、デパートの地下などでも売られています。

この駅弁の最も優れた点は、容器が木でできているということです。昔からの伝統を守っているのだと思いますが、駅弁にしてもデパートやスーパー、コンビニなどで売られている弁当にしても、木の容器というのはほとんどありません。

食べものというのは自然界から得られるものですから、容器もそういうものが本来は適しており、おいしそうにも感じられます。例えば、タケノコの皮に包んだおにぎりはとてもおいしそうに見えるでしょう。それはおそらく人間の五感が、それが食べものを包むものとしてふさわしいこと、体にとってよいことを直感しているのだと思います。

一方、コンビニの弁当は、私からするとどれもおいしそうには見えません。中身の問題や冷めているということもありますが、まずあのプラスチックの容器がおいしさを感じさせなくしているのだと思います。直感的に五感が、食べものの容器としてふさわしくないと判断しているのだと思います。

好きなシュウマイ弁当にも添加物が

それから「シウマイ弁当」の良い点は、保存料や発色剤、タール色素などを使っていないことです。ただ残念ながら無添加というわけにはいきません。写真1のようにけっこう添加物が使わ

品　名	シウマイ弁当
原材料名	ご飯、シウマイ、筍煮、鮪の照り焼き、玉子焼き、鶏唐揚げ、蒲鉾、あんず、付合せ、醤油、からし、着色料（カラメル、コチニール、野菜色素）、ソルビトール、調味料（アミノ酸等）、漂白剤（二酸化イオウ）、甘味料（ステビア、カンゾウ）、酸味料（原材料の一部に卵、乳成分、小麦を含む）

写真1

れています。着色料以下が全部添加物です。

着色料や甘味料は天然系を使っていますが、「ステビア」に問題があります。ステビアは、キク科のステビアから抽出された甘味成分で、62ページにも書きましたが、EU（欧州連合）委員会は、ステビアが体内で代謝されてできた物質（ステビオール）が雄精巣への影響があり、繁殖毒性が認められたとして、使用を承認していません。

ソルビトールは、合成甘味料ですが、もともと果物などに含まれる甘味成分で、それと同じものを化学的に合成したものです。いまのところ、毒性を示すデータはありませんが、一度に多量に摂取すると、下痢を起こすことがあります。

最も問題なのは、「漂白剤（二酸化イオウ）」です。これは弁当のデザート的な意味合いのある「干しあんず」に使われているものです。

二酸化イオウは、亜硫酸ガスともいいます。三宅島が噴火して、毒性のガスが噴出して、避難した島民がなかなか島に帰れませんでしたが、その原因が火山から出る亜硫酸ガスでした。それほど毒性の強い物質なのです。亜硫酸ガスは、工場の排煙や自動車の排気ガスにも含まれています。こうした有害な化学物質を食品に添加するという発想がそもそもおかしいのです。しかも漂白は食品をきれいに見せるためのもので、必ずしも必要というわけではありません。

二酸化イオウを0・01％および0・04％含む赤ワインを、ラットに長期に渡って、毎日経口投与した実験では、行動・体重・臓器重量・出産率、生まれた子どもや体重などに影響は見られませんでしたが、肝臓の組織呼吸に障害が見られました。

私は、「シウマイ弁当」のあんずはいつも食べずに残します。できれば、二酸化イオウを使わないあんずか、それが無理なら別の食べものに変えてほしいものです。

健康駅弁にも多くの添加物が

最近は駅弁も「健康」を意識して、添加物の少ないものや有機野菜を使ったものなどが販売されています。2007年10月に名古屋駅を訪ねた際に、「健康弁当宣言」と称したお弁当を買いました。とても空腹であったため、その言葉を信じてつい買ってしまったのです。

中を開けると、野菜の煮物や魚などか入っていて、味付けも薄味であっさりしていたのですが、食べているうちにどうも口の中に違和感を覚えました。なにかしら添加物が使われている感じがしました。そこで食べるのを中断して、表示をよく見ると、やはり多くの添加物が使われていました。

写真2がその弁当の原材料表示です。調味料以下がすべて添加物です。ここでも「漂白剤（亜硫酸塩）」が使われています。おそらく煮物に使われていた野菜の漂白に使われたのでしょう。そ

原材料名：白飯、煮物（厚揚げ、南瓜、筍、その他）、鶏味噌焼、玉子焼、紅鮭塩焼、付合せ、（原材料の一部に小麦、乳、海老、牛、鯖、大豆、豚、リンゴを含む）、調味料（アミノ酸等）、pH調整剤、グリシン、増粘多糖類、甘味料（ソルビット、トレハロース）、着色料（紅麹、カロチン、カラメル）、酸化防止剤（V.C）、漂白剤（亜硫酸塩）、V.B1、凝固剤

使用添加物は、食品衛生法に基づき安全性を保証されているものです。

写真2

のほかの添加物は、コンビニの弁当に使われているものと類似しています。「調味料（アミノ酸等）」、「ｐＨ調整剤」、「グリシン」、「増粘多糖類」、「甘味料（ソルビット、トレハロース）」、「着色料（紅麹、カロチン、カラメル）」、「酸化防止剤（Ｖ．Ｃ）」などは、コンビニ弁当と同様に、具材の味付けや保存、着色、酸化防止などの目的で使われています。それぞれの添加物の内容については、２章を参照してください。

これらは人工的に化学合成されたものが多く、そうでないものも天然にある植物などから特定の成分を抽出したものです。それらは通常の食品とは違っており、そういうものを何種類も一度に摂取したことによって、口の中に違和感を感じたのだと思います。

それでもこの駅弁は、保存料のソルビン酸Ｋや発色剤の亜硝酸Ｎａなどが使われていないだけ、「健康」に少しは気を使って作られているようです。多くの駅弁には、腐敗を防ぐために保存料が使われています。また、ハムやタラコなどが具材に使われていることが多く、それらには亜硝酸Ｎａが含まれることになります。

残念ながら、こうした状況は、全国のどの地方の駅弁でも、それほど変わらないようです。そもそもご飯もおかずも腐りやすいものです。それを日持

ちさせるためには、様々な添加物を使わなければならないからです。

デパ地下の弁当や寿司にも添加物がいっぱい

いまやデパ地下は、食材の宝庫といった感があります。各種各様の惣菜や揚げ物類、さしみ、そして弁当やパック入りの寿司などが売られています。しかし、残念なことにこれらの弁当や寿司にも、多くの添加物が使われています。

都内にある有名なデパートの地下の弁当をチェックしたところ、亜硝酸Ｎａ、漂白剤の次亜硫酸Ｎａ、甘味料のサッカリンナトリウムなどが使われていました。また、寿司には、ソルビン酸Ｋ、タール色素の青色１号、黄色４号などが使われていました。次亜硫酸Ｎａの場合、二酸化イオウが遊離して、漂白作用を発揮します。したがって、二酸化イオウと同様な毒性があります。

サッカリンナトリウムは、１９７０年代の動物実験で発がん性があるという結果が出ています。ところがその後、サッカリンナトリウムに含まれていた不純物に発がん性があったという説が発表され、今でも添加物として使用が認められています。

しかし、「疑わしきは使わず」という原則に基づけば、使うべきではないものです。それが、有名なデパ地下の弁当や寿司に使われているのですから驚きです。

なお、タール色素の青色１号と黄色４号は、寿司に使われているワサビに含まれているものです。

添加物が表示されない弁当や寿司も

さらに使用添加物が表示されないケースもあります。同じデパ地下で売られていた寿司パックにはまぐろやいかなど数種類が入っていましたが、いくらのにぎりが入っているにもかかわらず、亜硝酸Ｎａの表示がありませんでした。いくらが四個入ったパックにも亜硝酸Ｎａの表示はありませんでした。これらのいくらはひじょうに鮮やかな色をしていて、亜硝酸Ｎａが使われているのは明らかでした。しかし、その表示はなかったのです。

弁当や寿司は、スーパーなどでも売られていますが、それらも基本的にはデパ地下で売られているものと同じです。やはり保存性を高めるためや味付け、甘味付けなどに様々な添加物が使われているからです。使用添加物は、パックにはられたシールに表示されていますから、買うときはそのシールを見て、できるだけ添加物の少ないものを、また危険性の高い添加物を含まないものを選ぶようにして下さい。

ただし、スーパーで売られている弁当や寿司でも、店内で加工されたものについては、表示されないケースがあります。この場合、表示免除が認められているからです。しかし、味付けや保存性を高めるためには調味料や酸味料などは不可欠であり、実際には使われていると思ったほうがよいでしょう。

第2部

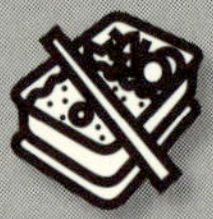

10章

一目で分かる、添加物表示の見方

加工食品の表示内容

スーパーやコンビニなどで売られている加工食品には、パッケージの裏側に原材料名や賞味期限などを表示する欄があります。ここにその食品の素性や安全性を知る情報が詰め込まれています。

加工食品は、表1のように表示されています。まず食品の名称です。「食パン」「ロースハム」「福神漬け」など、誰でも分かる一般的な名称が表示されています。次が、最も重要な原材料名です。

食品添加物以外の原材料、いわゆる食品原料は、重量の多い順に書くことになっています。食

表1　加工食品の義務表示事項

表示事項	表示方法
名称	その内容を表す一般的な名称を記載します。
原材料名	食品添加物以外の原材料は、原材料に占める重量の割合の多いものから順に記載します。 食品添加物は、原材料に占める重量の多いものから順に食品衛生法施行規則の規定に従い記載します。
原料原産地	対象加工食品（22食品群並びにうなぎ加工品、かつお削りぶし、農産物漬物及び野菜冷凍食品）については、主な原材料の原産地（国産品にあっては国産である旨を、輸入品にあっては原産国名）を記載します。
内容量	内容重量、内容体積又は内容数量を記載します。
賞味期限	消費期限又は賞味期限を記載します。 定められた方法により保存した場合において、腐敗等品質の劣化に伴い安全性を欠く恐れがない期限を示すものは「消費期限」、期待される全ての品質の保持が可能であると認められる期限を示すものは「賞味期限」とします。
保存方法	飲食料品の特性に従い、「直射日光を避け、常温で保存すること」、「10℃以下で保存すること」等と記載します。
原産国名	輸入品にあっては、原産国名を記載します。
製造者	製造者等の氏名又は名称及び住所を記載します。表示を行うものが販売業者である場合は、「製造者」を「販売者」と、加工包装業者である場合は、「製造者」を「加工者」と代えて記載します。また、輸入品は「製造者」を「輸入者」と変えて記載します。

品添加物も、重量の多い順に書くことになっています。食品原料と食品添加物をきちんと分けて書けば、どれが食品原料でどれが添加物か一目で分かるのですが、そうすると添加物をたくさん使った場合、それがすぐに分かってしまうため、業者はこれに反対していて、それを厚生労働省が受け入れてしまっているため、分けずに書かれています。

写真1は、山崎製パンの「芳醇」の原材料名表示です。小麦粉、糖類、マーガリン、パン酵母、食塩、脱脂粉乳、

芳　醇

名　称	食パン		
原材料名	小麦粉・糖類・マーガリン・パン酵母・食塩・脱脂粉乳・発酵種・植物油脂・乳化剤・イーストフード・V.C・(原材料の一部に大豆を含む)		
内容量	6枚	消費期限	表面に記載
保存方法	直射日光、高温多湿を避けて保存してください。		
製造者	山崎製パン株式会社 東京都千代田区岩本町3丁目10番1号 製造所固有記号は表面に記載		

写真１

発酵種、植物油脂が食品原料で、乳化剤、イーストフード、Ｖ．Ｃが添加物です。当然ながら添加物の量は、食品原料に比べれば少ないので、後のほうに書かれています。ただし、添加物でもその量が多い場合には、前の方に書かれることがあります。

原材料名で書かれているものが、食品原料なのか、食品添加物なのか、すぐに見極めると言うのはなかなか難しいのですが、だいたいの見分け方があります。まず、小麦粉やマーガリンなど、誰もが知っている食品は、すぐに「食品原料」と判断できると思います。一方、Ｖ．Ｃなど、成分名が書かれていたら、それは添加物です。

また、「〇〇剤」「〇〇料」と書かれていたら、食品添加物と思ってまず間違いありません。乳化剤、膨張剤、着色料、調味料、香料などいろいろあります。さらに、一部の添加物は、発色剤（亜硝酸Ｎａ）、着色料（赤１０２）、保存料（ソルビン酸Ｋ）のように、具体的な成分名（物質名）と用途名が書かれていますので、これは一目で分かると思います。

このように見ていくと、おおよそ食品原料と食品添加物とを見分けることができます。

なお、２０１５年４月から食品表示法が施行され、原材料については、添加物と添加物以外のものが分かるように表示することになりました。具体的には、食品原料と添加物を分けて書く、あるいは食品原料と添加物の間に／（スラッシュ）を入れる、あるいは改行して区別するなどです。ただし、移行期間（経過措置期間）が5年間と長いため、実際にこうした表示がなされるのは、だいぶ後になりそうです。

物質名が表示される添加物

食品添加物は、２０１５年5月現在で、指定添加物（ほとんどが合成添加物）が４４７品目、既存添加物（天然添加物）が３６５品目、使用が認められていますが、それらの一部は物質名と用途名を表示することが義務付けられています（なお、第1部で取りあげたのは、ほとんどが合成添加物です）。

例えば、前に書いた亜硝酸Ｎａ、赤色１０２号や黄色4号などのタール色素、ソルビン酸Ｋ、ＯＰＰ、ＴＢＺなどです。これらは、次のいずれかに該当するものです。

・防カビ剤
・保存料
・発色剤
・漂白剤
・着色料

・甘味料
・酸化防止剤
・増粘剤（糊料、ゲル化剤）

これらの用途に使われる添加物は、具体的な物質名と用途名を併せて書かなければなりません。例えば、福神漬けに着色料の赤色１０２号と保存料のソルビン酸Ｋが使われていたとします。その場合、「着色料（赤１０２）、保存料（ソルビン酸Ｋ）」という表示になります。ハムに発色剤の亜硝酸ナトリウムが使われていたら、「発色剤（亜硝酸Ｎａ）」という表示に、オレンジに防カビ剤のＯＰＰとＴＢＺが使われていたら、「防カビ剤（ＯＰＰ、ＴＢＺ）」という表示になります。具体的にどの添加物が物質名と用途名の表示を義務づけられているかは、巻末の資料を参照して下さい。

一括名が認められている添加物

添加物の中には、物質名ではなく、一括名を表示すればよいものがたくさんあります。たとえば、生そばに、酸味料のクエン酸と乳酸が添加されていたとします。この場合、物質名ではなく、「酸味料」という一括名を表示すればよいのです。さらにリンゴ酸やコハク酸が使われていたとしても、つまりいくつ使ってもすべて「酸味料」でよいのです。

パンを製造する際に使われるイーストフードも、塩化アンモニウム、炭酸アンモニウム、炭酸カルシウムなどいくつ使っても、「イーストフード」と表示すればよいのです。これが、一括名表示です。一括名は用途名とほぼ同じです。こうした表示ができるのは、次の添加物です。

・酸味料
・調味料
・膨張剤
・イーストフード
・乳化剤
・pH調整剤
・かんすい
・ガムベース
・チューインガム軟化剤
・豆腐用凝固剤
・香料
・光沢剤
・苦味料
・酵素

pH調整剤は、食品の酸性度やアルカリ度を調整するもので、クエン酸や乳酸など酸味料とダブルものが多くなっています。保存の目的で使われる場合もあります。

乳化剤は、水と油など混じりにくい二つ以上の液体を混じりやすくするためのものです。かんすいは、ラーメン独特の風味や色合いを出すために添加されるものです。炭酸カリウムや炭酸ナトリウムなど16品目の中から数品目を混ぜて作られます。

酵素は特定の働きをするタンパク質の一種ですが、ほとんどはカビや細菌の培養液から抽出されたものです。

調味料の場合、アミノ酸、核酸、有機酸、無機塩の四タイプがあるため、どのタイプかが分かるように、調味料（アミノ酸）、調味料（核酸）などと表示されます。「味の素」の主成分であるＬ‐グルタミン酸Ｎａ（ナトリウム）は、アミノ酸の一種なので、それが添加された場合、「調味料（アミノ酸）」と表示されます。貝類のうまみ成分であるコハク酸一ナトリウムは有機酸なので、「調味料（有機酸）」と表示されます。

一括名表示がなされている添加物については、巻末の資料を参照して下さい。

使われても表示されない添加物

食品添加物の中には、使っても表示しなくていい、すなわち表示が免除されるものがあります。それは次の三つです。

・栄養強化剤
・加工助剤

・キャリーオーバー

栄養強化剤は、食品の栄養を高めるためのもので、ビタミン類、アミノ酸類、ミネラル類があります。体にとって栄養になり、安全性が高いと考えられているので、表示しなくて良いことになっています。

しかし、このことが時として「悪用」されるケースがあります。というのも、栄養強化剤は、別の用途の添加物とダブっているものがあるからです。たとえば、ビタミンC（L-アスコルビン酸）は、栄養強化剤の一つですが、酸化防止剤の一つでもあります。酸化防止剤として使った場合、「酸化防止剤（ビタミンC）」と表示しなければなりません。ところが、食品メーカーが実際にはその目的で使いながら、栄養強化剤として使っているという解釈をすれば、表示しなくてよいことになります。ペットボトルや缶に入ったお茶飲料には、必ず「緑茶」「ウーロン茶」などの原材料に加えて、「ビタミンC」という表示があります。これは、一見栄養強化剤としての添加に見えます。栄養強化剤は、表示してもかまわないのです。ビタミンCは体によいとされ、イメージがよいので、それをアピールしたい場合、食品メーカーは積極的に表示します。

ところが、これが本当に栄養強化の目的で使われているかというと、必ずしもそうとはいえないのです。お茶は、空気に触れて酸化すると、風味や味が落ちてしまいます。ビタミンCには、そうした酸化を防ぐ働きがあります。つまり、ビタミンCの添加は、酸化防止の目的もあるのです。しかし、「酸化防止剤（ビタミンC）」と表示すると、いかにも添加物を使っているように見えて印象が悪いため、そうした表示を避けていると考えられます。

ベータカロチンも栄養強化剤の一つですが、着色料の一つでもあります。したがって、実際には着色の目的で添加しているのに、栄養強化に使っているという「口実」で表示を免れることも可能です。なかなか表には出てきませんが、こうした使われ方がけっこうなされていると考えられます。

キャリーオーバーという隠れ蓑

加工助剤も、表示しなくてよいことになっています。これは、食品を製造する際に使われる添加物で、「最終の食品には残らないもの、あるいは残っても微量で食品の成分には影響を与えないもの」です。たとえば、塩酸や硫酸がこれに当たります。塩酸や硫酸と言えば、強い刺激性があって危険なものですが、食品添加物としての使用が認可されているのです。タンパク質を分解するなどの目的で使われているようです。

しかし、もし塩酸や硫酸が食品に残っていたのでは大変なことになります。そこで、水酸化ナトリウムなどによって中和しています。水酸化ナトリウムも食品添加物の一つです。

こうして塩酸や硫酸を中和という形で除去した場合、これらは加工助剤とみなされ、表示しなくてよいことになっています。中和に使った水酸化ナトリウムも同時に無くなるので、これも加工助剤とみなされ、表示しなくてもよいのです。

しかし、加工助剤と判断されて表示されてないものの中には、食品に残留していないとはいえないものもあるようです。2章と3章で書いた殺菌料の次亜塩素酸Ｎａ（ナトリウム）もそうです。これは、まな板や包丁の消毒、野菜などの殺菌にかなり使われていますが、その除去がきちんと行なわれていないケースがあります。厚生労働省は、残留している可能性のあるものについては、きちんとした表示を義務付けるべきでしょう。

三つ目のキャリーオーバーは、原材料に含まれる食品添加物のことです。たとえば、せんべいを製造するには、米としょう油が必要ですが、しょう油のなかに保存料の安息香酸ナトリウムが含まれていることがあります。この際、安息香酸ナトリウムがせんべいに残らないか、あるいは残っても微量で効果を発揮しない場合、キャリーオーバーとなります。その表示が免除され、「米、しょう油」という表示でよいことになります。

このキャリーオーバーが、時として添加物の「隠れ蓑」に使われることがあります。たとえば、かつおの佃煮を製造したとします。その際、保存料が添加されたしょう油をタップリ使えば、佃煮に保存料が残って、保存料を添加したのと同じ効果をもたせることができます。こういう場合、本来なら保存料を表示しなければならないのですが、メーカーが「保存料は残っていない」と勝手に判断すれば、表示は「かつお、しょう油」とすることができるのです。

こういうケースは、全ての加工食品で起こり得ることです。とくに弁当や惣菜などで、起こりやすいと考えられます。それらを作る具材に使われている添加物を、キャリーオーバーと見なすことができないわけではないからです。これを防ぐためには、キャリーオーバーの表示免除を認めなくすることですが、現実にはなかなか難しいようです。

このほか、店頭でバラ売りされているパン、ケーキ、あめなども、添加物の表示をしなくていいことになっています。つまり、容器に入っていない食品は添加物を表示しなくていいのです。

11章

「食べてはいけない」添加物

発がん性のあるものは避ける

現在使われている食品添加物の中には、動物実験で発がん性があることがわかっているものがあります。マウスやラット、あるいはウサギやイヌなどの動物でがんが発生したということは、人間でもがんが十分発生し得るということです。

発がん物質は、ごく微量でも細胞や遺伝子に作用して、細胞をがん化させる可能性があります。したがって、発がん性のあることがわかった添加物は、極力避けなければなりません。それは、次の添加物です。

・臭素酸カリウム

・ＯＰＰ、ＯＰＰ-Ｎａ（ナトリウム）
・過酸化水素
・赤色2号
・ＢＨＡ（ブチルヒドロキシアニソール）
・ＢＨＴ（ジブチルヒドロキシトルエン）

臭素酸カリウム、ＯＰＰ、ＯＰＰ-Ｎａ、過酸化水素、赤色2号は、これまでに取り上げましたから、分かると思います。ちなみにＯＰＰとＯＰＰ-Ｎａ、赤色2号は物質名と用途名の表示が義務付けられています。

ＢＨＡは酸化防止剤で、これも同様な表示が義務付けられています。ＢＨＡに発がん性があることが分かったのは、20年以上も前のことです。名古屋市立大学の研究グループは、ＢＨＡを0・5％および2・0％含むえさと、それをまったく含まないえさをラットに与えて、2年間飼育しました。その結果、2％を含むえさを与えたラットの前胃にがんが発生しました。

この結果を受けて、当時の厚生省は、ＢＨＡを使用禁止にする措置をとりました。ところが、思わぬところからクレームがきました。アメリカやヨーロッパの国々の政府です。それらの国では、ＢＨＡが食品添加物として使われていました。そのため、日本がＢＨＡを使用禁止にすると、それらの国の消費者に不安と混乱を生じさせるというのでした。

そこで、外圧に弱い厚生省は、それらのクレームをあっさり受け入れてしまい、使用禁止の措置を撤回しました。しかし、ＢＨＡに発がん性があることが分かった以上、そのまま使用を認めるというわけにもいきません。苦肉の策として、その使用をパーム原料油とパーム核原料油だけに限定し、それらから作られた油脂は、「ＢＨＡを含有するものであってはならない」という条件を付けたのです。

しかし、これら二つの条件は、１９９９年4月に撤廃されてしまい、油脂やバター、魚介乾製品や魚介冷凍品などの水産加工品にふつうに使えるようになりました。撤廃の理由は、「人間には前胃がなく、がんを起こすかは不明」という、おかしなものです。

人間に前胃があろうとなかろうと、動物実験でがんを起こすことが確認されたのですから、そういう化学物質は食品添加物としての使用を禁止することは当然だと思います。ところが、厚生労働省はわけの分からない理屈を付けて、欧米の国々や業者の意向を受け入れ、消費者の健康を軽んじているのです。

怪しい添加物はできるだけ摂らない

ＢＨＴも、油脂やバター、魚介乾燥品などの酸化防止に使われているものですが、ラットを使った実験で、肝臓にがんを発生させることが確認されています。ただし、がんが発生しなかったという動物実験のデータもあるため、グレーの状態です。

しかし、えさにＢＨＴをラードとともに０・１％加えて、ラットに食べさせた実験では、交配して誕生した子どもに、無眼症が認められました。つまり、催奇形性の疑いもあるわけです。こうした「怪しい添加物」は、摂らないにこしたことはありません。なお、ＢＨＴはリップスティックや化粧品などにも使われているので、注意が必要です。

こうした「怪しい添加物」としては、ほかに合成甘味料のサッカリンナトリウムがあります。１９７０年代にサッカリンナトリウムに発がん性があるという情報がアメリカからもたらされました。サッカリンナトリウムを５％含むえさをラットに二年間食べさせた実験で、子宮がんや膀胱がんの発生が認められたというのです。そこで厚生省は、１９７３年4月にいったん使用を禁止する措置をとりました。

ところが、前の実験に使われていたサッカリンナトリウムには、不純物が含まれていて、それががんを発生させたという説が有力になりました。同省は同じ年の12月に使用禁止を解除したため、再び使えるようになりました。その後、１９８０年に発表されたカナダの実験では、サッカリンナトリウムを５％含むえさをラットに二世代に渡って食べさせたところ、二代目のオス４５匹中８匹に膀胱がんが発生しました。しかし、使用は禁止されず、今も使われています。

ダイエット甘味料には、サッカリンナトリウムが使われた製品があります。また、スーパーなどで売られている握り寿司にも、添加されるケースがあります。歯磨き剤にも使われています。

なお、サッカリンは水に溶けにくいためあまり使われず、通常「サッカリン」といえば、サッカリンナトリウムのことです。サッカリンにナトリウム（Ｎａ）が結合したものがサッカリンナトリウムです。

　こうした問題のあるサッカリンナトリウムをわざわざ使わなくても、ほかに代わりの糖質はいくらでもあるのですから、それを使えばよいはずです。それをせずに、使い勝手がいい、コストが安いなどの理由で使うのは、企業のエゴでしかないでしょう。

防カビ剤と保存料は避けよう

　輸入のかんきつ類に使われている防カビ剤にはＯＰＰやＯＰＰ‐Ｎａのほかに、ＴＢＺやイマザリル、ジフェニルがありますが、それらもできるだけ避けてください。４章で述べたように、ＴＢＺには催奇形性があり、イマザリルは急性毒性が比較的強く、肝臓への影響も心配されます。また、ジフェニルは、赤血球や腎臓への影響が懸念されます。

　また、保存料もできるだけ避けて下さい。保存料には、合成のものと天然のものとがあります。合成保存料は、ソルビン酸、ソルビン酸Ｋ、安息香酸、安息香酸Ｎａ、パラベン類（パラオキシ安息香酸類）、プロピオン酸、プロピオン酸Ｎａ、プロピオン酸Ｃａ（カルシウム）、デヒドロ酢酸Ｎａです。

　これらは細菌などの微生物を微量で殺したり、増殖を抑えるという点で毒性があり、それは人間の細胞にも作用すると考えられます。７章で述べたように、ソルビン酸、ソルビン酸Ｋ、安息香酸、安息香酸Ｎａには、様々な毒性があることが分かっています。

パラベン類は全部で5品目あり、まだ実験が不十分なせいか、それほど毒性が強いというデータは見当たりません。しかし、その化学構造から見て細胞や遺伝子に影響をおよぼすことが予想されるので、これもできるだけ摂取は避けるようにしてください。

プロピオン酸、プロピオン酸Ｎａ、プロピオン酸Ｃａ、デヒドロ酢酸Ｎａが表示された食品はほとんど見当たりません。現在は、ほとんど使われていないようです。

天然保存料には、「しらこたん白」と「ポリリジン」などがあり、惣菜などによく使われています。しらこたん白は、魚の精巣（しらこ）の中の核酸およびアルカリ性タンパク質を酸性水溶液で分解後、中和して得られたものです。ラットに対して、しらこたん白を０・６２５〜５％含むえさを13週間食べさせた実験で、白血球の減少、肝重量の減少、肝細胞の萎縮が観察されました。また、血清中の酵素活性が低下していました。

ポリリジンは、放線菌の培養液から、吸着・分離して得られたものです。ラットに対して、ポリリジンを０・２、１、５％含むえさを３カ月間投与した実験では、５％投与群で、体重増加抑制、肝臓および甲状腺の重量の減少、白血球数の減少などが観察されました。天然のものでも、こうしたデータを見る限り、避けたほうがよさそうです。

発色剤とタール色素も避けよう

発色剤の亜硝酸Ｎａについては、２章と６章で述べたように、それ自体が毒性が強いことと、魚卵や魚肉、食肉などに多く含まれる「アミン」という物質と化学反応を起こして、ニトロソアミンという発がん物質になることが分かっています。したがって、亜硝酸Ｎａの摂取はできるだけ避けてください。

発色剤はほかに、硝酸カリウム、硝酸ナトリウム、硫酸第一鉄がありますが、これらも避けた方がよさそうです。硝酸カリウムは天然にも存在しますが、毒性が強く、１・５％を含む飼料を牛に食べさせたところ、中毒を起こして死亡したという報告があります。これは、牛の腸内で硝酸カリウムが亜硝酸塩に変化したためと考えられています。

硝酸ナトリウムは自然界の岩石にも含まれていますが、やはり毒性が強く、人間が一度に１ｇ以上摂取すると、中毒を起こし、８ｇ以上摂取すると、死亡する人が現われるとされています。さらに、これまでに硝酸塩を微量含む水を乳幼児が飲んで中毒を起こしたという例が数多く報告されています。

硫酸第一鉄は、野菜や果実、黒豆などに使われます。しかし、毒性が強く、ウサギに対して、体重１kg当たり０・75～１ｇを経口投与すると、中毒症状が現われ、肝臓で激しい出血性壊死が起こります。人間でも多量に摂取すると、中毒死することがあり、激しい腸管刺激、虚脱、チアノーゼ（皮膚や粘膜が青くなること）が見られます。

赤色１０２号や黄色４号などのタール色素については、７章で詳しく説明しましたが、これらは「アゾ結合」や「キサンテン結合」という独特の化学構造をしていて、こうした化学物質は発がん性や催奇形性などの疑いがあります。実際に赤色2号は、アメリカでは発がん性の疑いが強いということで、使用が禁止されています。

また、タール色素は分解されにくい化学物質であるため、人間の消化管から吸収された場合、いつまでも体内に留まり、これまでの動物実験では分からないような微妙な影響を体におよぼす可能性があります。とくに育ち盛りの子どもの場合、そうした影響が強く現われることも考えられます。したがって、タール色素を添加した食品はできるだけ避けてください。

このほか、着色料の二酸化チタンも避けるようにして下さい。これは食品を白く着色するためのもので、ホワイトチーズやホワイトチョコレートなどに使われることがあります。しかし、ラットに対して、空気1立方メートル中10、50、250㎎の二酸化チタン塵を一日6時間週5日、2年間吸わせた実験で、250㎎群で肺がん発生率の増加が確認されています。

漂白剤は毒性物質だらけ

漂白剤というのは、その名の通り食べものを白く漂白するための添加物です。見た目をよくするためのもので、本来は必要ないのですが、業者の要望があって使用が認められています。5章で取り上げた「過酸化水素」も漂白剤の一つです。

表1が、漂白剤として使われている7品目です。「亜塩素酸」「亜硫酸」など言葉を聴いただけでも、なんだか怖そうですね。そして、実際怖いのです。

漂白剤はどれも化学反応を起こしやすく、色素に作用して壊すことによって、漂白します。それだけ、人間の細胞にも作用しやすいわけです。

亜塩素酸ナトリウムは、前に登場した殺菌料の次亜塩素酸ナトリウムに似た化学物質ですが、毒性が強く、モルモットに体重1kg当たり0・3gを経口投与すると、その半数が死んでしまいます。ヒト推定致死量は20〜30g。飲料水に0・01％という少ない量を加えて、マウスに30日間飲ませた実験では、赤血球に異常が観察されました。同じ濃度の水を妊娠マウスに飲ませた実験では、生まれた子どもの体重が通常よりも少なくなっていました。

二酸化硫黄は、亜硫酸ガスともいいます。三宅島が噴火して、毒性のガスが噴出して避難した島民がなかなか島に帰れませんでしたが、その原因が火山から出る亜硫酸ガスでした。それほど毒性の強い物質なのです。亜硫酸ガスは、工場の排煙や自動車の排気ガスにも含まれています。こうした有害な化学物質を食品に添加するという発想がそもそもおかしいのです。

表1

亜塩素酸ナトリウム
亜硫酸ナトリウム
過酸化水素
次亜硫酸ナトリウム
二酸化硫黄（イオウ）
ピロ亜硫酸カリウム
ピロ亜硫酸ナトリウム

亜硫酸ナトリウムは、二酸化硫黄を原料に化学合成されています。ウサギに対して、体重1kg当たり、二酸化硫黄として0・6〜0・7g経口投与すると、その半数が死んでしまいます。人間の場合、4gを飲むと中毒症状が現われて、5・8gでは胃腸に激しい刺激があります。

干しあんずに、二酸化硫黄が漂白剤としてよく使われいて、私もうっかり食べてしまったことがあるのですが、胃がシクシクした経験があります。おそらく二酸化硫黄が胃の粘膜を刺激したのだと思います。

次亜硫酸ナトリウム、ピロ亜硫酸ナトリウム、ピロ亜硫酸カリウムは、いずれも亜硫酸ナトリウムに類似した化学物質です。その性質や毒性も、亜硫酸ナトリウムに似ています。過酸化水素は、５章で書いたようにカズノコを漂白するのに使われていますが、発がん性が動物実験で確認されています。

なお、二酸化硫黄やピロ亜硫酸ナトリウムなどは、漂白剤としてではなく、「酸化防止剤」としてワインに添加されています。表示は、「酸化防止剤（亜硫酸塩）」です。ヨーロッパでは、酵母の発酵を抑えるために昔から使われていて、日本もそれにならって使っています。

しかし、毒性が強いため、人によっては頭痛や下痢を起こす場合があります。私も、何度か下痢をしたことがあります。

最近は、無添加のワインもスーパーやコンビニなどで売られていますので、そちらを買い求めたほうがよいでしょう。

甘味料、酸化防止剤の中で避けて欲しいもの

合成甘味料は11品目の使用が認められていますが、サッカリンナトリウムやサッカリン以外でも、次のものはできるだけ避けるようにしてください。

・**アスパルテーム**――日本では1983年に使用が認可されましたが、アメリカではその安全性をめぐって長らく議論が続いていて、1990年代後半には、アスパルテームが脳腫瘍を起こす可能性があることが複数の研究者によって指摘されました。その後、ラットにアルパルテームを投与した実験では、リンパ腫や白血病が発症し、投与量が多いほど発症率も高く、人間が食品などから摂取している量に極めて近い濃度でも異常が観察されたといいます。ダイエット甘味料として使われています。

・**スクラロース**――有機塩素化合物の一種であり、5%を含む飼料をラットに4週間食べさせた実験では、脾臓および胸腺のリンパ組織の萎縮が認められています。また、妊娠ウサギに対して、一日に体重1kg当たり0・7gを投与したところ、胃腸障害(下痢等)とそれに伴う体重減少が認められ、死亡例や流産が一部で観察されました。また、脳にまで入り込むことが分かっています。ダイエット甘味料として使われています。

・**アセスルファムK(カリウム)**――自然界に存在しない化学合成物質で、砂糖の約200倍の甘味があります。イヌにアセスルファムKを0・3%および3%含むえさを2年間食べさせた実験では、0・3%群でリンパ球の減少が、3%群ではGPT(肝臓障害の際に増える)の増加とリンパ球の減少が認められました。つまり、肝臓に対するダメージと免疫力の低下が心配されるのです。また、妊娠したラットを使った実験では、胎児に移行することが分かっています。

次に酸化防止剤の中で避けて欲しいのは、前にあげたBHAとBHT、さらにEDTA-Na（エチレンジアミン四酢酸二ナトリウム）です。

これは、缶詰やビン詰めに使われることがあります。しかし、1％を含むえさをマウスに205日間食べさせた実験で、成長が悪くなり、赤血球や白血球が減少しました。また、妊娠ラットに対して、1日に体重1kg当たり0・04gを腹に注射したところ、胎児が死亡したほか、指の数が増える、尾が二本になる、全身が膨れるなどの子どもが見られました。

天然添加物で避けて欲しいもの

一般に天然系の添加物は安全と思われがちですが、必ずしもそうとはいえません。使用が認められていたアカネ色素が、動物実験で発がん性のあることが分かったため、2004年10月に使用禁止になっています。以下に示す天然添加物は、安全性の点で問題がありますので、できるだけ避けるようにして下さい。

・ツヤプリシン（保存料）——ヒノキ科のひばの幹枝または根から、アルカリ性水溶液とヘキサンで抽出したものです。ヒノキチオールともいいます。妊娠マウスに、オリーブ油に溶かしたヒノキチオールを体重1kg当たり0・42〜1・0gの割合で1回経口投与した実験で、生まれた子に、口唇裂《こうしんれつ》、口蓋裂《こうがいれつ》、短尾、四肢の減形成などが見られ、催奇形性のあることが示されました。

・トラガントガム（増粘安定剤）――マメ科の植物であるトラガントの分泌液を乾燥して得られた増粘多糖類です。ゼリー菓子やソース、ドレッシングなどに使われています。しかし、マウスに対して、1・25、5％を含むえさを96週間与えた実験では、雌で体重がやや少なく、前胃に乳頭腫、がんの発生が認められました。用量依存性が認められなかったことから、発がん性があるとは認められませんでしたが、安全とは言い難いものです。

・ファーセレラン（増粘安定剤）――ススカケベニ科のフルセラリアの全藻より、加熱した水、またはアルカリ性溶液で抽出した増粘多糖類です。鶏卵1個当たり5㎎を投与したところ、眼や上顎に異常が認められました。

・カラギーナン（増粘安定剤）――ミリン科のキリンサイ属などの全藻を乾燥、粉砕して得るか、またはその全藻より、加熱した水酸化カリウムで処理し、乾燥、粉砕して得られた増粘多糖類です。シャブシャブのたれ、ドレッシング、スープ、デザート食品などに使われています。しかしラットに対して発がん物質を投与し、さらにカラギーナンを15％含むえさを与えたところ、結腸腫瘍の発生頻度が高くなることが観察されました。また、発がん物質を投与せずにカラギーナンを含むえさだけを与えた場合、ラット一匹に結腸腺腫が見られました。

・ウコン色素（着色料）――ショウガ科のウコンの根茎より、加温したエチルアルコールで、または加熱した油脂、プロピレングリコールで、あるいは加熱したヘキサンまたはアセトンで抽出して得られたもので、ターメリック色素ともいわれます。カレーなどに使われる「ウコン」は、ウコンの根茎を単に砕いて粉状にしたものであり、これとは別ものです。

マウスとラットに対して、ターメリックを0・2、1・0、5・0％含むえさを103週間自由に食べさせた実験で、マウスでは1・0％群で肝細胞腺腫、あるいは肝細胞がんの発生率が対照群に比べて増加していました。また、ラットでは5％群で、赤血球数やヘモグロビン値が低くなっていました。

巻末の資料で、「避けてほしい添加物」には×をつけてありますので、参照して下さい。

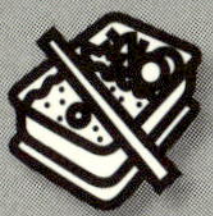

12章

食べてはいけない「以外」の添加物はどうする？

物質名表示のもの

11章で書いたように防カビ剤、発色剤、保存料、漂白剤、タール色素はすべて避けて欲しいものです。ＢＨＡ、ＢＨＴ、サッカリンナトリウムなども避けてほしいと思うのですが、では、酸化防止剤や甘味料などで、11章であげなかった添加物はどうなのでしょうか？

酸化防止剤の「ビタミンＣ」や「ビタミンＥ」は、抗酸化力があるため、食品が酸化して変質するのを防ぐ目的で使われています。たとえばカップメンには、揚げめんの酸化を防ぐためにビタミンＥが使われています。しかし、これらはもともと食品に含まれるビタミンＣやＥを真似て化学的に合成したものですので、安全性に問題はほとんどないと考えられます。

酸化防止剤は、ほかにもありますが、11章であげたＢＨＡ、ＢＨＴ、ＥＤＴＡ‐Ｎａのほかには、没食子酸プロピルが保存料にも使われるので避けて欲しいと思いますが、そのほかはそれほど毒性の強いものは見当たりません。

着色料では、「β‐カロチン」はやはり食品にもともと含まれているものなので、問題はないでしょう。ほかにも合成着色料がいくつもありますが、タール色素と二酸化チタン以外では、それほど毒性の強いものは見当たりません。天然着色料では、ウコン色素以外は、とくに問題のあるものは見当たりません。

甘味料では、11章でサッカリンナトリウム、サッカリン、アスパルテーム、スクラロースを避けて欲しいものとしてあげましたが、それ以外では、それほど毒性の強いものは見当たりません。「ソルビトール」が弁当や菓子類など様々な食品に使われていますが、これはもともと食品に含まれる成分なので、問題ないでしょう。

増粘剤は合成のものが9品目ありますが、もともと食品に含まれるものが多く、今のところ目だった毒性はどれも見当たりません。天然の増粘安定剤については、トラガントガム、ファーセレラン、カラギーナン以外では、とくに問題のあるものは見当たりません。

一括名表示のもの

添加物の中には、一括名しか表示されないものがひじょうにたくさんあります。これも巻末の一覧にすべて載せましたので、どんな添加物が一括名表示されているかは、そちらを見て下さい。

しかし、困ったことにこれらは具体的に何が使われているのか消費者には分かりません。したがって、使われている添加物が毒性があるものなのか、そうでないものなのか判断ができないのです。ただし、物質名が表示されている添加物に比べれば、一括名のものは全般的に毒性は弱いといえます。

例えば、「酸味料」の場合、巻末の一覧にあるように合成のものでは、「クエン酸」「乳酸」「リンゴ酸」などがありますが、これらはもともと食品にもふくまれているものです。したがって、それほど問題はないでしょう。ほかにも酸味料はたくさんありますが、とくに目立った毒性のあるものは見当たりません。

「調味料」の場合も、Ｌ-グルタミン酸やコハク酸など、もともと食品に含まれるものが多く、それほど毒性の強いものは見当たりません。

このほか、一括名表示が認められている「イーストフード」「ｐＨ調整剤」「膨張剤」「乳化剤」「かんすい」「ガムベース」「チューインガム軟化剤」「豆腐用凝固剤」「苦味料」「光沢剤」「酵素」にも、それほど毒性の強いものは見当たりません。

しかし、だからといってこれらの添加物をどんどん摂取してよいというわけではありません。

人工的に化学合成された添加物の場合、一度にたくさんの種類を摂取すると、体がうまく対応できないことがあり、気分が悪くなったり、「中華料理店症候群」のように首から肩などにかけて灼熱感や緊縛感を感じることがあると考えられます。

また、天然添加物の場合、原料は自然界にあるものですが、特定の成分を抽出していますので、それらを体がうまく処理できないことも考えられます。また、前出のアカネ色素のように今後の研究によって問題が出てくるものもあると考えられます。

香料は安全か

前の項で、「香料」は除きました。香料は合成のものが100品目程度ありますが、中には毒性の強いものもあるからです。しかし、添加する量がほとんどの場合原材料に対して0・01%以下と少ないという理由で、問題にされることが少なく、一括名表示が認められているのです。

香料はふつう何種類も組み合わせて独特の香りが作られます。それは、香料メーカーの企業秘密になっていて、香料を使用する大手の食品メーカーでさえ、具体的に何が使われているのか分からないという状態です。合成香料の中で、毒性の強いものは以下の通りです。

・**イソチオシアン酸アリル**――強い急性毒性を持っています。慢性毒性も強く現われています。
・**サリチル酸メチル**――ラットに2%含むえさを食べさせた実験で、すべてが死亡してしまいました。
・**プロピオン酸**――保存料としても使われているものです。
・**ベンズアルデヒド**――マウスへの投与実験で、前胃の腫瘍発生率の増加が見られました。

これらはできれば避けて欲しいのですが、残念ながら一括名の「香料」としか表示されないので、使われていても消費者には分かりません。厚生労働省には、香料も物質名表示を義務付けるか、あるいは危険性の高いものは使用を禁止してもらいたいと思います。

このほか、香料には天然系のものが約６００品目リストアップされています。しかし、これらは指定添加物や既存添加物とは、別の扱いになっています。

指定添加物と既存添加物はポジティブリストになっています。すなわちこれらのリストに載っていないものは使用ができないのですが、天然香料の場合はポジティブリストではありません。したがって、リストアップされていないものでも使用できるということになります。表示は、一括名の「香料」となります。天然香料については、安全性の確認はこれからという状態です。

なお、もう一つ「一般飲食物添加物」というものがあります。これは、一般に食品として利用されているもので、使い方が添加物と同じというものです。例えば、アズキは食品として昔から食べられていますが、アズキから水で色素を抽出して「アズキ色素」として使われることがあります。これが、一般飲食物添加物です。

こうした添加物は70品目程度リストアップされていますが、これもポジティブリストではありません。一般飲食物添加物は、もともと食品として食べられているものから一部の成分を抽出したものなので、安全性にほとんど問題はないといえるでしょう。

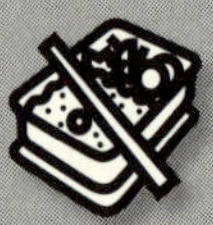

13章 人間の体を育む食品を！

添加物の歴史はわずか60年

「食品の製造の過程において、または食品の加工もしくは保存の目的で、食品に添加、混和、浸潤その他の方法によって使用するもの」。これは、食品行政の要である食品衛生法に書かれている食品添加物の定義です。

ここで注目したいのは、「食品の加工……使用するもの」というところです。つまり、添加物は食品の「加工」や「保存」に使われるものであって、それは「食品」とは別のもの、「食品ではないもの」なのです。本来食品は、食品原料から作られるべきものです。当たり前の話です。しかし、業者が食品を大量生産し、大量流通させるためには、食品ではないもの、すなわち添加物が必要になってきました。そこで、本来使うべきではない「食品ではないもの」を例外的に認めることになったのです。

食品衛生法が施行されたのは１９４７年で、食品添加物が最初に指定、すなわち認可されたのが翌４８年です。その時認可されたものは、保存料やタール色素などでした。まだ戦後の混乱期だったため、不足する食料の保存性や見た目をよくするために、これらが認可されたと考えられます。

その後高度経済成長期になって、添加物の認可数が急激に増えて、その数はあっという間に３００品目を超え、１９７０年には３５６品目に達しました。この頃は、添加物は化学合成されたものだけで、天然添加物は食品と見なされ、規制はされていませんでした。つまり自由に使えたのです。

そうした状況に批判が高まり、旧・厚生省は１９９５年に食品衛生法を改正し、天然添加物も添加物として扱うことになり、既存添加物として４８９品目をリストアップしました。その後、その数は減らされ、現在の４１８品目になったのです。

人間で安全が確かめられたわけではない

現在、使用が認められている食品添加物について、厚生労働省は「安全性が確認されている」といいます。しかし、これらは人間で安全性が確認されたわけではないのです。動物実験で毒性が調べられ、「問題ないだろう」ということで、認可されたにすぎないのです。米や野菜、果物など人間が長期間食べ続けることによって安全性が確認されたものとは、根本的に違うのです。

安全性を調べる動物実験は基本的には次のように行なわれます。マウスやラットなどに対して、試験対象の添加物をえさに混ぜて、経口で投与します。それを一定期間、あるいは死亡するまで行ないます。すると、その添加物に毒性があれば、動物が死亡したり、がんが発生したり、生まれた子どもに障害が現われたりということが起こります。毒性がそれほどなければ、それらの害は現われないことになり、それなら食品添加物として使っていいだろう、ということで使用が認められます。

しかし、動物を使った実験によって、人間が添加物を食べた際の微妙な体の変化が分かるのか、疑問を感じます。例えば、アレルギーの一種のジンマシン。人間の体はひじょうに複雑な免疫の仕組みを持っていて、その機能によってアレルギーは起こります。ジンマシンは、一種の警告反応であり、体にとって「よくないもの」が体内に入ってきたときにそうした症状がでます。

タール色素の赤色102号や黄色4号を摂取すると、ジンマシンが発生することが皮膚科の専門医によって指摘されていますが、それらが体にとって「異物」であり、からだになじまないものだからと考えられます。

しかし、マウスやラットの場合、人間に比べて免疫はそれほど複雑でないので、こうした反応が起こって、ジンマシンが発生するか疑問です。そもそもそれらの動物は毛でおおわれているので、ジンマシンが起こっても、それを確認するのは難しいでしょう。

また、添加物を摂取することによる胃部不快感や胃粘膜の微妙な「荒れ」なども、動物実験で確認するのは難しいでしょう。さらに、「中華料理店症候群」などの過敏症も動物では分かりにくいでしょう。

化学合成された分子量の小さい添加物は、そのまま腸から吸収されて、血流に乗って全身に回ることになります。その場合、体にとって「異物」であるそれらが、体の様々なシステムを微妙に「乱す」可能性があります。そうした微妙な影響を動物で調べるのはひじょうに難しいと思います。したがって、動物実験ではわからない微妙な影響が数々あるのではないでしょうか。

さらに何種類もの添加物を一緒に摂取したときに、どんな影響が出るかはほとんど調べられていません。動物での毒性実験は、すべて添加物を一種類だけ投与することで調べられているからです。しかし、コンビニ弁当などの例でも明らかなように、一つの食品には、何品目もの、食品によっては数十品目もの添加物が使われ、それらを一度に摂取することになります。そういうことが続けられた場合、どういう結果になるのか？　今まさに私たちの体で、それが試されているのです。

がんと添加物との関係

添加物を毎日摂取し続けることで最も心配されるのは、がんが発生しないかということです。

ご承知のように、日本人のがん死亡者は年々増加し、今や三人に一人ががんで死亡しています。がんを発病する人は二人に一人とも言われていますが、死亡者の数から見ると、それもあながち間違いではないようです。

これまで書いてきましたように、添加物の中にはOPPやOPP-Na、赤色2号、BHA、過酸化水素、そして臭素酸カリウムなど発がん性のあることが明らかなものがあります。このほかにも、パラベンやタール色素など怪しげな化学構造を持つものはたくさんあります。人間が摂取した場合、がんを発生させるものがほかにもあるかもしれません。

また、直接がんを発生させることはなくても、添加物が胃や腸の粘膜を荒らすことで、それが結果的にがんにつながる可能性も考えられます。胃や腸の粘膜が化学物質などによってダメージを受けると、その細胞は分裂しながら再生しますが、そこに発がん性のあるものが入ってきて作用すれば、がんの発生は起こりやすくなってしまうからです。こういうことが日本人全体で起こっていれば、当然ながら日本人のがん発生率は高まることになるでしょう。

一方で、「日本人のがんが増えたのは、寿命が長くなったからだ」という意見があります。つまり、高齢になれば、細胞が分裂する際に狂いが生じやすくなり、がんも発生しやすくなるというのです。がんは老化現象の一つという医師もいます。

しかし、そう単純に割り切れるのでしょうか？　高齢になればなるほどがんの発生率が高くなるのは確かです。しかし、それが単に高齢によるものなのか、それとも化学物質などの環境要因が関係しているのかは、分からないでしょう。高齢になるほど、食品添加物や残留農薬、ディーゼル排ガスなどの環境汚染物質を摂取し続ける期間が長くなります。その蓄積の結果として、がんの発生率が高くなるということも考えられるのです。

男女とも40〜50代の死亡原因のトップはがんで、女性の場合、半数以上ががんで死亡していま す。40〜50代はまだ高齢とはいえません。もしがんが老化現象の一つなら、なぜこれらのまだ老化していない人たちの多くががんで死亡しているのでしょうか？　若いときに受けた環境汚染物質の影響が、その年代に現われているのかもしれないのです。

食品は本来安全で生命を育むべきもの

食品添加物については、「危険だ」という意見に対して、「問題ない」という意見もあります。例えば「添加物有害論は、健康への影響を過大に信じるフードファディズム」という意見がありま す。これは２００７年11月８日の『朝日新聞』に載っていた、群馬大学教育学部の高橋久仁子教授のコメントです。さらに高橋教授は、「大量投与した実験をもとに『危険』とする論は、日常の食生活ではあり得ない多大な量を与えたことを隠している」とも述べています。

確かに、動物実験では、試験の対象となる添加物を大量に投与します。それは、添加物に毒性があるかないかを調べるためだからです。つまり、どんな毒性があるか、毒性が現われるまで投与する量を増やすのです。そのため、えさに対して数％の割合となり、私たちの日常生活では摂取することがあり得ないほど多くの量になります。

しかし、摂取《せっしゅ》する添加物の量が少なければ影響はないといえるのでしょうか？　大量投与によって、動物が死亡したり、がんになったり、臓器が機能しなくなるというのはかなり強い毒性をもつということです。前にも書いたように動物の場合、アレルギーや過敏症、胃部不快感、胃や腸への刺激などの微妙な影響はなかなか分かりません。人間の場合、動物と違って微妙な影響を感じ取ります。そういう影響が微量の摂取によって現われることはないのでしょうか。

食品は本来安全で、安心して食べられるものでなくてはなりません。これが大前提です。この大前提を崩すおそれのある添加物については、「怪しきものは使わず」という姿勢で臨むべきではないのでしょうか。

一方、「添加物の使用によって食品が豊富になったんだから、使ってもいいじゃないか」という意見もあります。確かに、添加物を使うことで食品の大量生産、低コスト化が実現し、また保存性も高まって流通や陳列が容易となり、結果的に食品が市場に溢れることになりました。

食品が豊富になったのは悪いことではないでしょう。しかし、質の面ではどうでしょうか。どんどん低下しているように思えてなりません。また、食品が過剰に生産されているためか、その多くは食べられることなく、廃棄されています。

消費者が望んでいるのは、適正な価格で買える、安全でおいしい食品でしょう。しかし、食品企業は、そうした食品を供給するために努力をしているでしょうか。『ヤマザキパンはなぜカビないか』を執筆していた２００７年当時も、そして現在もはさまざまな食品偽装事件が明るみになっています。それらを見ていると、とてもそうは思えません。もっと消費者の立場にたった、消費者が本当に望む食品を製造・販売するべきではないでしょうか。

食品は、人間の体を育むものです。生命の源です。そうした視点に立って、食品を製造・販売してもらいたいものだと思います。

トウガラシ水性抽出物
トレハロース
ナフサ
ニッケル
ばい煎コメヌカ抽出物
ばい煎ダイズ抽出物
白金
パーライト
パラジウム
ヒアルロン酸
微結晶セルロース
ひる石
フィチン
ブタン
ブドウ果皮抽出物
プロパン
粉末セルロース
ヘキサン
ヘプタン
ヘリウム
ベントナイト
メバロン酸
モウソウチク乾留物
モウソウチク抽出物
木材チップ
木炭
木灰
木灰抽出物
モクロウ
ラクトフェリン濃縮物
流動パラフィン
リンターセルロース
ルテニウム

リウム、フェロシアン化カルシウム、フェロシアン化ナトリウム）

【天然添加物（既存添加物）】

◉栄養強化剤

5'‐アデニル酸
イノシトール
酵素処理ヘスペリジン
シアノコバラミン
5'‐シチジル酸
鉄
デュナリエラカロテン
フェリチン
ヘスペリジン
ヘム鉄
未焼成カルシウム
メナキノン

◉製造用剤（食品の製造や加工の過程で使わますが、各用途に分類できないものが、これに当たります。最終食品に残らない、あるいは残っても微量で食品の成分に影響を与えない場合、「加工助剤」とみなされ、表示免除になります）

アスペルギルステレウス糖タンパク
イナワラ灰抽出物
オゾン
オリゴガラクチュロン酸
オレガノ抽出物
海藻灰抽出物
カオリン
花こう斑岩
活性炭
活性白土
カラシ抽出物
クリストバル石
グレープフルーツ種子抽出物
くん液
ケイソウ土
高級脂肪酸
骨炭
ゴマ柄灰抽出物
サバクヨモギシードガム
酸性白土
酵素
シクロデキストリン
シソ抽出物
ショウガ抽出物
焼成カルシウム
水素
生石灰
ゼイン
ゼオライト
粗製海水塩化マグネシウム
ソバ柄灰抽出物
タルク
タンニン
窒素
チャ乾留物

塩化マグネシウム
塩酸［最終食品の完成前に除去すること］
酢酸ナトリウム
酸化マグネシウム
シュウ酸［最終食品の完成前に除去すること］
水酸化カリウム［同上］
水酸化ナトリウム［同上］
ステアリン酸マグネシウム
ステアロイル乳酸カルシウム
炭酸ナトリウム
炭酸マグネシウム
ナトリウムメトキシド［最終食品の完成前にナトリウムメトキシドを分解し、これによって生成するメチルアルコールを除去すること］
二酸化ケイ素（シリカゲル）［最終食品の完成前に除去すること］
二酸化炭素
ヒドロキシプロピルセルロース
ヒドロキシルプロピルメチルセルロース
プロピレングリコール
D - マンニトール
硫酸［最終食品の完成前に除去すること］
硫酸アンモニウム
硫酸ナトリウム
硫酸マグネシウム
リン酸
リン酸三カルシウム
リン酸三マグネシウム
リン酸水素二アンモニウム
リン酸二水素アンモニウム
リン酸水素二カリウム
リン酸水素二ナトリウム
リン酸三ナトリウム
シリコーン樹脂
コンドロイチン硫酸ナトリウム
グリセリン
オレイン酸ナトリウム
モルホリン脂肪酸塩
過酸化ベンゾイル
過硫酸アンモニウム
臭素酸カリウム［最終食品の完成前に分解または除去すること］
二酸化塩素
ポリビニルポリピロリドン［最終食品の完成前に除去すること］

◉その他（最終食品に残留しないか、している場合でも、微量で食品成分に影響を与えない場合は「加工助剤」と見なされ、表示が免除されます、そうでない場合は、物質名を表示しなければなりません）

亜酸化窒素
ピペロニルブトキシド
フェロシアン化物（フェロシアン化カ

炭酸カルシウム
炭酸マグネシウム
銅塩類（グルコン酸銅及び硫酸銅に限る）
乳酸カルシウム
ピロリン酸二水素カルシウム
ピロリン酸第二鉄
硫酸カルシウム
硫酸第一鉄
硫酸マグネシウム
リン酸三カルシウム
リン酸三マグネシウム
リン酸一水素カルシウム
リン酸二水素カルシウム
［アミノ酸類］
L - アスパラギン酸ナトリウム
DL - アラニン
L - アルギニンL - グルタミン酸塩
L - イソロイシン
グリシン
L - グルタミン酸
L - グルタミン酸カリウム
L - グルタミン酸カルシウム
L - グルタミン酸ナトリウム
L - グルタミン酸マグネシウム
L - システイン塩酸塩
L - テアニン
DL - トリプトファン
L - トリプトファン
DL - トレオニン（DL - スレオニン）
L - トレオニン（L - スレオニン）
L - バリン
L - ヒスチジン塩酸塩
L - フェニルアラニン
DL - メチオニン
L - リシンL - アスパラギン酸塩
L - リシン塩酸塩
L - リシンL - グルタミン酸塩

◉殺菌料（最終食品に残らないという理由で、表示免除になっています）
次亜塩素酸ナトリウム
次亜塩素酸水
高度サラシ粉

◉製造用剤（原料の品質を改良したり、ろ過や中和など、食品の製造の際に使われます。最終食品に残留していないか、残留していても微量で、食品の成分に影響を与えない場合は、「加工助剤」とみなされ、表示が免除されます。そうでない場合は、物質名を表示しなければなりません。［　］は使用条件）
アセトン［最終食品の完成前に除去すること］
アンモニア
イオン交換樹脂［最終食品の完成前に除去すること］

リゾチーム
リパーゼ
リポキシゲナーゼ
レンネット

3・表示が免除される添加物

【合成添加物（指定添加物）】

◉栄養強化剤

［ビタミン類］
L‐アスコルビン酸
L‐アスコルビン酸2‐グルコシド
L‐アスコルビン酸ステアリン酸エステル
L‐アスコルビン酸ナトリウム
L‐アスコルビン酸パルミチン酸エステル
エルゴカルシフェロール
β‐カロチン
コレカルシフェロール
ジベンゾイルチアミン
ジベンゾイルチアミン塩酸塩
チアミン塩酸塩
チアミン硝酸塩
チアミンセチル硫酸塩
チアミンチオシアン硫酸塩
チオミンナフタレン‐1，5‐ジスルホン酸塩
トコフェロール酢酸エステル
d‐α‐トコフェロール酢酸エステル
ニコチン酸
ニコチン酸アミド
パントテン酸カルシウム
パントテン酸ナトリウム
ビオチン（ビタミンH）
ビスベンチアミン
ビタミンA
ビタミンA脂肪酸エステル
ピリドキシン塩酸塩
メチルヘスペリジン
葉酸
リボフラビン（ビタミンB2）
リボフラビン酪酸エステル
リボフラビン5‐リン酸エステルナトリウム
［ミネラル類］
亜鉛塩類（グルコン酸亜鉛及び硫酸亜鉛に限る）
塩化カルシウム
塩化第二鉄
塩化マグネシウム
クエン酸カルシウム
クエン酸第一鉄ナトリウム
クエン酸鉄
クエン酸鉄アンモニウム
グリセロリン酸カルシウム
グルコン酸カルシウム
グルコン酸第一鉄
酸化マグネシウム
水酸化カルシウム

ーゼ
アミノペプチダーゼ
α-アミラーゼ
β-アミラーゼ
アルギン酸リアーゼ
アントシアナーゼ
イソアミラーゼ
イソマルトデキストラナーゼ
イヌリナーゼ
インベルターゼ
ウレアーゼ
エキソマルトテトラオヒドロラーゼ
エステラーゼ
カタラーゼ
α-ガラクトシダーゼ
β-ガラクトシダーゼ
カルボキシペプチダーゼ
キシラナーゼ
キチナーゼ
キトサナーゼ
グルカナーゼ
グルコアミラーゼ
α-グルコシダーゼ
β-グルコシダーゼ
α-グルコシルトランスフェラーゼ
グルコースイソメラーゼ
グルコースオキシダーゼ
グルタミナーゼ
酸性ホスファターゼ
シクロデキストリングルカノトランス
フェラーゼ
セルラーゼ
タンナーゼ
5'-デアミナーゼ
デキストラナーゼ
トランスグルコシダーゼ
トランスグルタミナーゼ
トリプシン
トレハロースホスホリラーゼ
ナリンジナーゼ
パーオキシダーゼ
パパイン
パンクレアチン
フィシン
フィターゼ
フルクトシルトランスフェラーゼ
プルラナーゼ
プロテアーゼ
ブロメライン
ペクチナーゼ
ヘスペリジナーゼ
ペプシン
ペプチダーゼ
ヘミセルラーゼ
ホスホジエステラーゼ
ホスホリパーゼ
ポリフェノールオキシダーゼ
マルトースホスホリラーゼ
マルトトリオヒドロラーゼ
ラクトパーオキシダーゼ

L - アスパラギン
L - アスパラギン酸
L - アラニン
L - アルギニン
塩水湖水低塩化ナトリウム液
L - グルタミン
L - シスチン
L - セリン
粗製海水塩化カリウム
タウリン
L - チロシン
L - ヒスチジン
L - ヒドロキシプロリン
L - プロリン
ベタイン
L - リシン
L - ロイシン

◉乳化剤

キラヤ抽出物
酵素処理レシチン
酵素分解レシチン
植物性ステロール
分別レシチン
ユッカフォーム抽出物
卵黄レシチン

◉ガムベース

オゾケライト
グアヤク樹脂
グッタハンカン
グッダペルカ
ゴム
ゴム分解樹脂
シェルトン
ソルバ
ソルビンハ
チクル
チルテ
ツヌー
低分子ゴム
ニガーダック
パラフィンワックス
粉末モミガラ
ベネズエラチクル
ホホバロウ
マスチック
マッサランドバチョコレート
マッサランドババラタ
ラノリン
レッチュデバカ
ロシディンハ
ロシン

◉酵素

アガラーゼ
アクチニジン
アシラーゼ
アスコルビン酸オキシダーゼ
α - アセトラクタートデカルボキシラ

一般に認められるものを除く）
d - ボルネオール
マルトール
N - メチルアントラニル酸メチル
5 - メチルキノキサリン
6 - メチルキノリン
5 - メチル - 6，7 - ジヒドロ - 5H - シクロペンタピラジン
メチルβ - ナフチルケトン
2 - メチルブタノール
2 - メチルピラジン
trans - 2 - メチル - 2 - ブテナール
3 - メチル - 2 - ブタノール
2 - メチルブチルアルデヒド
3 - メチル - 2 - ブテナール
3 - メチル - 2 - ブテノール
dl - メントール
l - メントール
酪酸
酪酸イソアミル
酪酸エチル
酪酸シクロヘキシル
酪酸ブチル
ラクトン類
リナロオール

【天然添加物（既存添加物）】

◉光沢剤
ウルシロウ
カルナウバロウ
カンデリラロウ
コメヌカロウ
サトウキビロウ
シェラック
シェラックロウ
パラフィンワックス
マイクロクリスタリンワックス
ミツロウ
モクロウ
ラノリン

◉苦味料
イソアルファー苦味酸
カフェイン
キナ抽出物
キハダ抽出物
ゲンチアナ抽出物
香辛料抽出物
酵素処理ナリンジン
ジャマイカカッシア抽出物
テオブロミン
ナリンジン
ニガヨモギ抽出物
レイシ抽出物

◉酸味料
イタコン酸
フィチン酸

◉調味料

脂肪族高級炭化水素類（毒性が激しいと一般に認められるものを除く）
シンナミルアルコール
2，5 - ジメチルピラジン
2，6 - ジメチルピラジン
2，3 - ジメチルピラジン
2，6 - ジメチルピラジン
シンナムアルデヒド
チオエーテル類
チオール類
デカナール
デカノール
デカン酸エチル
5，6，7，8 - テトラヒドロキノキサリン
2，3，5，6 - テトラメチルピラジン
テルピネオール
テルペン系炭化水素類
トリメチルアミン
2，3，5 - トリメチルピラジン
γ - ノナラクトン
バニリン
パラメチルアセトフェノン
バレルアルデヒド
ヒドロキシシトロネラール
ヒドロキシシトロネラールジメチルアセタール
ピペリジンピラジン
ピペロナール
ピロールピロリジン
フェニル酢酸イソアミル
フェニル酢酸イソブチル
フェニル酢酸エチル
2 -（3 - フェニルプロピル）ピリジンフェネチルアミン
フェノールエーテル類
フェノール類
ブタノール
ブチルアミン
ブチルアルデヒド
フルフラール及びその誘導体（毒性が激しいと一般に認められるものを除く）
プロパノール
プロピオン酸
プロピオン酸イソアミル
プロピオン酸エチル
プロピオン酸ベンジル
ヘキサン酸
ヘキサン酸アリル
ヘキサン酸エチル
ヘプタン酸エチル
l - ペリルアルデヒド
ベンジルアルコール
ベンズアルデヒド
2 - ペンタノール trans - 2 - ペンテナール
1 - ペンテン - 3 - オール
芳香族アルコール類
芳香族アルデヒド類（毒性が激しいと

合成・天然添加物「全」一覧（危険なものをマークしよう！）

イソ吉草酸イソアミル
イソ吉草酸エチル
イソチオシアネート類（毒性が激しいと一般に認められるものを除く）
イソキノリン
イソチオシアン酸アリル
イソハレルアルデヒド
イソブタノール
イソブチルアルデヒド
イソプロパノール
イソペンチルアミン
インドールおよびその誘導体
γ - ウンデカラクトン
エステル類
2 - エチル - 3，5 - ジメチルピラジン及び2 - エチル - 3，6 - ジメチルピラジンの混合物
2 - エチルピラジン
3 - エチルピラジン
エチルバニリン
2 - エチル - 5 - メチルピラジン
5 - エチル - 2 - メチルピラジン
2 - エチル - 3 - メチルピラジン
2 - エチル - 6 - メチルピラジン
エーテル類
オイゲノール
オクタナール
オクタン酸エチル
ギ酸イソアミル
ギ酸ゲラニル
ギ酸シトロネリル
ケイ皮酸
ケイ皮酸エチル
ケイ皮酸メチル
ケトン類
ゲラニオール
酢酸イソアミル
酢酸エチル
酢酸ゲラニル
酢酸シクロヘキシル
酢酸シトロネリル
酢酸シンナミル
酢酸テルピニル
酢酸フェネチル
酢酸ブチル
酢酸ベンジル
酢酸l - メンチル
酢酸リナリル
サリチル酸メチル
2.3 - ジエチル - 5 - メチルピラジン
シクロヘキシルプロピオン酸アリル
シトラール
シトロネラール
シトロネロール
1，8シネオール
脂肪酸類
脂肪族高級アルコール類
脂肪族高級アルデヒド類（毒性が激しいと一般に認められるものを除く）

◉かんすい
炭酸カリウム（無水）
炭酸ナトリウム
炭酸水素ナトリウム
ピロリン酸四カリウム
ピロリン酸二水素二ナトリウム
ピロリン酸四ナトリウム
ポリリン酸カリウム
ポリリン酸ナトリウム
メタリン酸カリウム
メタリン酸ナトリウム
リン酸三カリウム
リン酸水素二カリウム
リン酸二水素カリウム
リン酸水素二ナトリウム
リン酸二水素二ナトリウム
リン酸三ナトリウム

◉ガムベース
エステルガム
酢酸ビニル樹脂
ポリイソブチレン
ポリブテン
グリセリン脂肪酸エステル
ショ糖脂肪酸エステル
ソルビタン脂肪酸エステル
プロピレングリコール脂肪酸エステル
炭酸カルシウム
リン酸三カルシウム
リン酸一水素カルシウム

◉チューインガム軟化剤
グリセリン
プロピレングリコール
ソルビトール

◉豆腐用凝固剤（一括名表示が認められているが、業者が自主的に物質名を表示していることが多い）
塩化カルシウム
塩化マグネシウム
グルコノデルタラクトン
硫酸カルシウム
硫酸マグネシウム

◉香料
アセトアルデヒド
アセト酢酸エチル
アセトフェノン
（3 - アミノ - 3 - カルボキシプロピル）ジメチルスルホニウム塩化物
アニスアルデヒド
アミルアルコール
α - アミルシンナムアルデヒド
アントラニル酸メチル
イオノン
イソアミルアルコール
イソオイゲノール
イソブチルアルデヒド

◉乳化剤
オクテニルコハク酸デンプンナトリウム
グリセリン脂肪酸エステル
ショ糖脂肪酸エステル
ステアロイル乳酸カルシウム
ステアロイル乳酸ナトリウム
ソルビタン脂肪酸エステル
ポリソルベート20
ポリソルベート60
ポリソルベート65
ポリソルベート80
プロピレングリコール脂肪酸エステル
（プロセスチーズ、チーズフード、プロセスチーズ加工品については、以下の添加物も乳化剤として使用できる）
クエン酸カルシウム
クエン酸三ナトリウム
グルコン酸カリウム
グルコン酸ナトリウム
ピロリン酸四カリウム
ピロリン酸二水素カルシウム
ピロリン酸二水素ナトリウム
ピロリン酸四ナトリウム
ポリリン酸ナトリウム
ポリリン酸カリウム
メタリン酸カリウム
メタリン酸ナトリウム
リン酸三カリウム
リン酸三カルシウム
リン酸水素二アンモニウム
リン酸二水素アンモニウム
リン酸水素二カリウム
リン酸二水素カリウム
リン酸一水素カルシウム
リン酸二水素カルシウム
リン酸水素二ナトリウム
リン酸二水素ナトリウム
リン酸三ナトリウム

◉イーストフード
塩化アンモニウム
塩化マグネシウム
グルコン酸カリウム
グルコン酸ナトリウム
酸化カルシウム
炭酸アンモニウム
炭酸カリウム（無水）
炭酸カルシウム
硫酸アンモニウム
硫酸カルシウム
硫酸マグネシウム
リン酸三カルシウム
リン酸水素二アンモニウム
リン酸二水素アンモニウム
リン酸一水素カルシウム
リン酸一水素マグネシウム
リン酸二水素カルシウム

ピロリン酸四カリウム
ピロリン酸二水素カルシウム
ピロリン酸二水素二ナトリウム
ピロリン酸四ナトリウム
フマル酸
フマル酸一ナトリウム
ポリリン酸カリウム
ポリリン酸ナトリウム
メタリン酸カリウム
メタリン酸ナトリウム
硫酸カルシウム
硫酸アルミニウムアンモニウム
硫酸アルミニウムカリウム
DL－リンゴ酸
DL－リンゴ酸ナトリウム
リン酸三カルシウム
リン酸水素二カリウム
リン酸二水素カリウム
リン酸一水素カルシウム
リン酸二水素カルシウム
リン酸水素二ナトリウム
リン酸二水素ナトリウム

◉pH 調整剤（酸味料とダブルものが多い）

アジピン酸
クエン酸
クエン酸三ナトリウム
グルコン酸
グルコン酸カリウム
グルコン酸ナトリウム
グルコノデルタラクトン
コハク酸
コハク酸一ナトリウム
コハク酸二ナトリウム
酢酸ナトリウム
DL－酒石酸
L－酒石酸
DL－酒石酸水素カリウム
L－酒石酸水素カリウム
DL－酒石酸ナトリウム
L－酒石酸ナトリウム
炭酸カリウム（無水）
炭酸水素ナトリウム
炭酸ナトリウム
二酸化炭素
乳酸
乳酸カリウム
乳酸ナトリウム
氷酢酸
ピロリン酸二水素二ナトリウム
フマル酸
フマル酸一ナトリウム
DL－リンゴ酸
DL－リンゴ酸ナトリウム
リン酸
リン酸水素二カリウム
リン酸二水素カリウム
リン酸水素二ナトリウム
リン酸二水素ナトリウム

DL - メチオニン
L - メチオニン
L - リシンL - アスパラギン酸塩
L - リシン塩酸塩
L - リシンL - グルタミン酸塩
[核酸系]
5' - イノシン酸二ナトリウム
5' - ウリジル酸二ナトリウム
5' - グアニル酸二ナトリウム
5' - シチジル酸二ナトリウム
5' - リボヌクレオチドカルシウム
5' - リボヌクレオチド二ナトリウム
[有機酸系]
クエン酸カルシウム
クエン酸三ナトリウム
グルコン酸カリウム
グルコン酸ナトリウム
コハク酸
コハク酸一ナトリウム
コハク酸二ナトリウム
酢酸ナトリウム
DL - 酒石酸水素カリウム
L - 酒石酸水素カリウム
DL - 酒石酸ナトリウム
L - 酒石酸ナトリウム
乳酸カリウム
乳酸カルシウム
乳酸ナトリウム
フマル酸一ナトリウム
DL - リンゴ酸ナトリウム
[無機塩]
塩化カリウム
硫酸カリウム
リン酸三カリウム
リン酸水素二カリウム
リン酸二水素カリウム
リン酸水素二ナトリウム
リン酸二水素ナトリウム
リン酸三ナトリウム

◉膨張剤
アジピン酸
L - アスコルビン酸
塩化アンモニウム
クエン酸
クエン酸カルシウム
グルコノデルタラクトン
DL - 酒石酸
L - 酒石酸
DL - 酒石酸水素カリウム
L - 酒石酸水素カリウム
炭酸アンモニウム
炭酸カリウム（無水）
炭酸カルシウム
炭酸水素アンモニウム
炭酸水素ナトリウム
炭酸ナトリウム
炭酸マグネシウム
乳酸
乳酸カルシウム

ブドウ種子抽出物
プロポリス抽出物
没食子酸
ミックストコフェロール
ヤマモモ抽出物
ルチン（抽出物）
ルチン酵素分解物
ローズマリー抽出物

2・一括名（用途名）しか表示されない添加物

（物質名が表示されないので、「避けてほしいもの」は示さないことにします）

【合成添加物（指定添加物）】

◉酸味料

アジピン酸
クエン酸
クエン酸三ナトリウム
グルコン酸
グルコン酸カリウム
グルコン酸ナトリウム
グルコノデルタラクトン
コハク酸
コハク酸一ナトリウム
コハク酸二ナトリウム
酢酸ナトリウム
DL - 酒石酸
L - 酒石酸
DL - 酒石酸ナトリウム
L - 酒石酸ナトリウム
二酸化炭素
乳酸
乳酸ナトリウム
氷酢酸
フマル酸
フマル酸一ナトリウム
DL - リンゴ酸
DL - リンゴ酸ナトリウム
リン酸

◉調味料

［アミノ酸系］
L - アスパラギン酸ナトリウム
DL - アラニン
L - アルギニンL - グルタミン酸塩
L - イソロイシン
グリシン
L - グルタミン酸
L - グルタミン酸アンモニウム
L - グルタミン酸ナトリウム
L - テアニン
DL - トリプトファン
L - トリプトファン
DL - トレオニン
L - トレオニン
L - バリン
L - ヒスチジン塩酸塩
L - フェニルアラニン

グルコサミン
酵母細胞壁
サイリウムシードガム
ジェランガム
タマリンドシードガム
タラガム
デキストラン
×トラガントガム［発がん性の疑い］
トロロアオイ
納豆菌ガム
微小繊維状セルロース
×ファーセレラン［催奇形性の疑い］
フクロノリ抽出物
プルラン
ペクチン
マクロホモプシスガム
モモ樹脂
ラムザンガム
レバン

◉甘味料
L - アラビノース
カンゾウ抽出物
D - キシロース
α - グルコシルトランスフェラーゼ処理ステビア
酵素分解カンゾウ
ステビア抽出物
ステビア末
タウマチン
ブラジルカンゾウ抽出物
ラカンカ抽出物
L - ラムノース
D - リボース

◉酸化防止剤
γ - オリザノール
カテキン
カンゾウ抽出物
グアヤク脂
クエルセチン
クローブ抽出物
酵素処理イソクエルシトリン
酵素処理ルチン
酵素分解リンゴ抽出物
ゴマ油不けん化物
コメヌカ油抽出物
コメヌカ酵素分解物
精油除去ウイキョウ抽出物
セイヨウワサビ抽出物
セージ抽出物
単糖・アミノ酸複合物
チャ抽出物
トコトリエール
d - α - トコフェロール
d - γ - トコフェロール
d - δ - トコフェロール
生コーヒー抽出物
ヒマワリ種子抽出物
フェルラ酸

カロブ色素
魚鱗箔
金
銀
クチナシ青色素
クチナシ赤色素
クチナシ黄色素
クーロー色素
クロロフィリン
クロロフィル
コウリャン色素
コチニール色素
骨炭色素
シアナット色素
シタン色素
植物炭末色素
スピルリナ色素
タマネギ色素
タマリンド色素
デュナリエラカロテン
トウガラシ色素
トマト色素
ニンジンカロテン
パーム油カロテン
ビートレッド
ファフィア色素
ブドウ果皮色素
ペカンナッツ色素
ベニコウジ黄色素
ベニコウジ色素
ベニバナ赤色素
ベニバナ黄色素
ヘマトコッカス藻色素
マリーゴールド色素
ムラサキイモ色素
ムラサキトウモロコシ色素
ムラサキヤマイモ色素
ラック色素
ログウッド色素

◉増粘安定剤（増粘多糖類）
アウレオバシジウム培養液
アグロバクテリウムスクシノグリカン
アマシードガム
アラビノガラクタン
アラビアガム
アルギン酸
ウェランガム
エレミ樹脂
カシアガム
ガディガム
カードラン
×カラギーナン［がん促進の疑い］
カラヤガム
カロブビーンガム
キサンタンガム
キチン
キトサン
グァーガム
グァーガム酵素分解物

テル
L - アスコルビン酸ナトリウム
L - アスコルビン酸パルミチン酸エステル
×エチレンジアミン四酢酸二ナトリウム（EDTA - Na）
エチレンジアミン四酢酸カルシウム二ナトリウム（EDTA - Ca・Na）
エリソルビン酸ナトリウム
エリソルビン酸
クエン酸イソプロピル
L - システイン塩酸塩
×BHT（ジブチルヒドロキシトルエン）［発がん性の疑い］
dl - α - トコフェロール（ビタミンE）
×BHA（ブチルヒドロキシアニソール）［発がん性］
×没食子酸プロピル
×亜硫酸ナトリウム
×次亜硫酸ナトリウム
×二酸化硫黄
×ピロ亜硫酸カリウム
×ピロ亜硫酸ナトリウム

◉増粘剤（糊料、ゲル化剤）
アルギン酸アンモニウム
アルギン酸カリウム
アルギン酸カルシウム
アルギン酸ナトリウム
アルギン酸プロピレングリコールエステル
カゼイン
カゼインナトリウム
カルボキシメチルセルロースナトリウム
カルボキシメチルセルロースカルシウム
デンプングリコール酸ナトリウム
デンプンリン酸エステルナトリウム
ポリアクリル酸ナトリウム
メチルセルロース
ポリカクリン酸ナトリウム
ポリビニルピロリドン

【天然添加物（既存添加物）】

◉保存料
カワラヨモギ抽出物
×しらこたんぱく抽出物
×ツヤプリシン［催奇形性］
ペクチン分解物
×ε - ポリリジン

◉着色料
アナトー色素
アルミニウム
×ウコン色素［発がん性の疑い］
オレンジ色素
カカオ色素
カキ色素
カラメル色素

×亜硫酸Na（ナトリウム）
×二酸化硫黄
×ピロ亜硫酸Na（ナトリウム）
×ピロ亜硫酸K（カリウム）
×次亜硫酸Na（ナトリウム）

◉着色料
×赤色2号［発がん性］
×赤色3号
×赤色40号
×赤色102号
×赤色104号
×赤色105号
×赤色106号
×黄色4号
×黄色5号
×青色1号
×青色2号
×緑色3号
（以上のタール色素は、いずれもそのアルミニウムレーキも、同じ着色料として同名での使用が認められています。アルミニウムレーキとは、アルミニウムを配合して水に溶けない性質にしたものです。例えば、赤色2号アルミニウムレーキが添加された場合でも、表示は「赤2」となります）
三二酸化鉄
鉄クロロフィリンNa（ナトリウム）
銅クロロフィリンNa（ナトリウム）
銅クロロフィリン
×二酸化チタン
ノルビキシンカリウムとノルビキシンナトリウム（まとめて水溶性アナトー）
β－カロチン（ベータカロチン）
リボフラビン
リボフラビン酪酸エステル
リビフラビン5'－リン酸エステルナトリウム
β－アポー8'－カロテナール

◉甘味料
×アスパルテーム
×アセスルファムK（カリウム）
アドバンテーム
キシリトール
グリチルリチン酸二ナトリウム
×サッカリン
×サッカリンNa（ナトリウム）［発がん性の疑い］
×サッカリンカルシウム
×スクラロース
D-ソルビトール（ソルビット）
×メネオテーム

◉酸化防止剤
L－アスコルビン酸（ビタミンC）
L－アスコルビン酸ステアリン酸エス

資　料
合成・天然添加物「全」一覧（危険なものをマークしよう！）

1・物質名と用途名が表示される添加物（×は避けてほしいもの）

【合成添加物（指定添加物）】

◉防カビ剤

×OPP(オルトフェニルフェノール)［発がん性］

×OPP－Na（オルトフェニルフェノールナトリウム）［発がん性］

×TBZ(チアベンダゾール)［催奇形性］

×イマザリル

×ジフェニル（DP）

×アゾキシストロビン

×ピリメタニル

×フルジオキソニル

◉保存料

×安息香酸

×安息香酸Na（ナトリウム）

×ソルビン酸

×ソルビン酸K（カリウム）

×ソルビン酸Ca（カルシウム）

×パラオキシ安息香酸イソブチル（イソブチルパラベン）

×パラオキシ安息香酸イソプロピル（イソプロピルパラベン）

×パラオキシ安息香酸エチル（エチルパラベン）

×パラオキシ安息香酸ブチル（ブチルパラベン）

×パラオキシ安息香酸プロピル（プロピルパラベン）

×プロピオン酸

×プロピオン酸Na（ナトリウム）

×プロピオン酸Ca（カルシウム）

×デヒドロ酢酸Na（ナトリウム）

×ナイシン

×亜硫酸ナトリウム

×次亜硫酸ナトリウム

×二酸化硫黄

×ピロ亜硫酸カリウム

×ピロ亜硫酸ナトリウム

◉発色剤

×亜硝酸Na（ナトリウム）［発がん物質に変化］

×硝酸K（カリウム）

×硝酸Na（ナトリウム）

×硫酸第一鉄

◉漂白剤

×過酸化水素

×亜塩素酸Na（ナトリウム）

［著者略歴］

渡辺　雄二（わたなべ　ゆうじ）

1954年生まれ、栃木県出身。宇都宮東高校卒、千葉大学工学部合成化学科卒。消費生活問題紙の記者を経て、82年よりフリーの科学ジャーナリストとなる。以後、食品、環境、医療、バイオテクノロジーなどの諸問題を、『朝日ジャーナル』『週刊金曜日』『中央公論』『世界』『新潮45』などに執筆・提起し、現在にいたる。講演も数多い。

著書

『食品添加物―安全神話の崩壊』（丸善）、『食品添加物の危険度がわかる事典』（KKベストセラーズ）、『食べてはいけない添加物　食べてもいい添加物』『買ってはいけない調味料　買ってもいい調味料』（だいわ文庫）、『食べるなら、どっち!?』『使うなら、どっち!?』（サンクチュアリ出版）、『加工食品の危険度調べました』（三才ブックス）、『ファブリーズはいらない』『花王アタックはシャツを白く染める』（緑風出版）、200万部のベストセラーとなった『買ってはいけない』（共著、金曜日）など多数。

新《しん》・ヤマザキパンはなぜカビないか
——誰も書かない食品＆添加物の秘密

2008年3月31日　初版第1刷発行　　定価1700円＋税
2008年7月10日　初版第4刷発行
2015年7月20日　改訂新版初版第1刷発行

著　者　渡辺雄二 ©
発行者　高須次郎
発行所　緑風出版
〒113-0033　東京都文京区本郷2-17-5　ツイン壱岐坂
［電話］03-3812-9420　［FAX］03-3812-7262［郵便振替］00100-9-30776
［E-mail］info@ryokufu.com［URL］http://www.ryokufu.com/

装　幀　堀内朝彦／斎藤あかね　イラスト　Nozu
制　作　R 企 画　印　刷　中央精版印刷・巣鴨美術印刷
製　本　中央精版印刷　用　紙　大宝紙業・中央精版印刷　E1500

ISBN978-4-8461-1509-8　C0036

プロブレムQ&A
危険な食品・安全な食べ方
[自らの手で食卓を守るために]
天笠啓祐著

A5判変並製
一八四頁
1700円

消費期限の改竄、産地の偽装、輸入品の安全性や鳥インフルエンザの感染、遺伝子組み換え食品の問題など、食を取り巻く環境は益々悪化している。本書は、これらを様々な問題を通して分析、食の安全と身を守る方法を提言。

食品汚染読本
天笠啓祐著

四六判並製
二一六頁
1700円

遺伝子組み換え食品から狂牛病まで、消費者の食品に対する不安と不信が拡がっている。しかも取り締まるべき農水省から厚生労働省まで業者よりで、事態を深刻化させるばかり。本書は、不安な食品、危ない食卓の基本問題と解決策を解説！

安全な暮らし方事典
日本消費者連盟編

A5判並製
三五九頁
2600円

ダイオキシン、環境ホルモン、遺伝子組み換え食品、食品添加物、電磁波等、今日ほど身の回りの生活環境が危機に満ちている時代はない。本書は問題点を易しく解説、対処法を提案。日本消費者連盟30周年記念企画。

食不安は解消されるか
藤原邦達著

四六判上製
三一二頁
2200円

食品安全基本法と改正食品衛生法が成立した。食中毒、農薬汚染・ダイオキシン汚染や環境ホルモン、遺伝子組み換え食品等から食の安全を守るのが目的だが、はたして、根深い消費者の食不信、食不安、食不満を解消できるのか？

世界食料戦争
天笠啓祐著

四六判上製
二二〇頁
1800円

米国を中心とする多国籍企業の遺伝子組み換え技術による世界支配の目論見に対し、様々な反撃が始まっている。本書は、米国の陰謀や危険性をあばくと共に、世界規模に拡大した食料をめぐる闘いの最新情報を紹介。